月刊 精神科看護

THE JAPANESE JOURNAL OF PSYCHIATRIC NURSING

2021.6 CONTENTS
vol.48 通巻 346 号

特集

JN091259

処方を読み解き
薬物療法レベルアップ

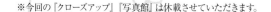

※今回の『クローズアップ』『写真館』は休載させていただきます。

処方を読み解き薬物療法レベルアップ

◉ **精神科医が処方を決定する思考プロセスを知る**
医師は処方をどう組み立てるのか。5つのプロセスからくわしく解説する。

◉ **患者・利用者の思いにそった処方について**
患者・利用者と医師との意図の相違は臨床においてどう解決していくのか。

◉ **「なぜ減らしたの？　なぜいま増量するの？」**
薬の増減に対して臨床で戸惑わないための基礎知識を提供する。

◉ **その処方，意味があります**
どうしても苦手な薬のハナシ。こうやって学べば楽しく知識がつきます。

◉ **【座談会】訪問看護における薬物療法と医師とのコミュニケーション**
医師との薬物療法におけるコミュニケーション。気鋭の訪問看護師の考え方とは。

特集にあたって

◉編集部

医師は自身の知識や経験をもとに患者・利用者を見立て，薬効や副作用などを考えあわせ，処方を決定しています。他方，患者・利用者は自身の希望する生活スタイルと服薬とのバランスをはかりながら日々暮らしています。この両者の意図のバランスが崩れたとき——つまり医師の処方内容と，患者・利用者の望む生活に相違が生じたときに，双方の思いをくみ，状況を調整できるのが看護師だと思います。たとえば，患者・利用者の生活状況や思いを（直接的・間接的に）医師に伝えたり，逆に医師の処方の意図を患者・利用者に翻訳して伝えたりする作業がそれにあたるだろうと思います。

本特集ではまず医師の一般的な処方決定プロセスについて紹介します。そして医師と患者・利用者の薬物療法における思いの差異について検討しながら，可能なる医師と看護師の薬物療法の協働についてみていきます。次に，薬物療法における薬の量の増減についての基礎知識を踏まえ，「医師の処方の意図を読み解く」方法を事例的に紹介していきます。座談会では，訪問看護師のみなさまに，いかにして利用者と医師の橋渡しとなれるか，その実践的な方法を語っていただきました。本特集が，「看護の観点からも積極的に薬物療法に関与していく」という姿勢を後押しし，医師と看護師の薬物療法におけるコミュニケーションが活性化していく一助となれば幸いです。

精神科医が処方を決定する思考プロセスを知る

処方意図を読みとり，適切な看護を展開するために

執筆者

名古屋大学医学部附属病院精神科
（愛知県名古屋市）
助教／精神科リエゾンチーム専任医師
徳倉達也 とくら たつや

医師の処方意図を読みとるということ

　以前，「精神科医の処方意図は読みとりやすいか」というアンケートを勤務病院の病棟看護師に行ったところ，半数近くの看護師から「読み取りづらい」という回答が得られた。その理由として，同じ疾患であっても患者や医師によって処方内容に幅があるという個別性の大きさもあがったが，薬物療法の知識が十分でないために苦手意識があるといった看護師側の要因や，薬物療法に関する対話を主治医としづらいといった医療者同士の関係性も，理由としてあがっていた。

　医師の処方意図を読みとれるようになることには，どのような利点があるのだろうか。それは「患者の看護に役立つ」という点に尽きるように思う。処方内容や処方意図を適切に理解できれば，どのような症状や副作用に気をつけて患者を観察・評価すればよいかが明確になる。それらの情報を医師と共有できれば，よりよい薬物療法を実現させることができるだろう。

　筆者の私見という形にはなるが，精神科医が薬を処方する際にどのような思考プロセスを経て薬剤を選択・決定しているのか，どのような情報源を頼りに処方しているのかといった内容について論述したい。

精神科医の処方までのプロセス

1) プロセス①：「見立て」を行う

　まずは，患者を診察し，さまざまな医療情報や医学的所見を入手したうえで，患者の「見立て」を行う。確定診断にはいたらないこともあるが，その場合にも，患者がどのような状態でどのような治療が必要になるかというアセスメントは常に行われる。その際，精神医学的な情報だけでなく，年齢，性別，身長・体重，心・腎・肝機能，併存身体疾患，身体疾患治療薬などの身体機能・身体疾患に関する情報も入手し，さらに「薬物療法についてどのようにとらえているか」「薬剤の管理は主に誰が行うのか」などの心理社会的側面も踏まえて，総合的な評価を行う。この「見立て」のプロセスを経たうえで，具体的な薬剤選択を検討する段階に進む。

2) プロセス②：薬の効果を考える

　選択される薬は，患者の症状に効果があり患者の生活が楽になることが期待できるものでなければならない。たとえば，統合失調症が再燃して急性期の幻覚妄想状態にあるという見立てを行った場合，幻覚や妄想に対する効果が期待できる抗精神病薬を選択する。抗精神病薬のなかでどの薬剤を選択するかは，ドパミン受容体への親和性が高く幻聴や妄想への効果が期待しやすい薬剤もあれば，ドパミン受容体以外にもさまざまな受容体への親和性が高く幻聴や妄想に加えて焦燥や興奮が緩和されやすい薬剤もあるため，薬剤ごとの薬理学的プロフィールを考慮して患者に最適な薬物を検討する。

3) プロセス③：薬の副作用を考える

　抗精神病薬や抗うつ薬など同じカテゴリーに含まれる薬剤同士で効果に大きな差異がないことも多く，薬剤選択や用量設定を決定するうえで，副作用に関する薬理学的プロフィールが効果よりも大きな比重を占めることも少なくない。例をあげると，鎮静作用が強い薬剤は転倒・骨折リスクが高い高齢で小柄な患者には選択しづらく，用量設定の点でも安易に増量はしづらい。高プロラクチン血症のリスクが高く月経に影響を与えやすい薬剤は，妊娠可能な年齢の女性には選択しづらい。三環系抗うつ薬は新しい抗うつ薬と同等以上の効果が期待できることも多いが，口渇，便秘，排尿障害，眠気，立ちくらみ，体重増加，心筋伝導障害といったさまざまな副作用リスクも高いため，その点を考慮しても使用意義が勝ると判断できる場合に選択される。ベンゾジアゼピン系薬剤は，その依存性やさまざまな副作用リスクから積極的に使用する機会は減少している。また，薬物相互作用についても検討の必要があり，たとえば肝代謝酵素チトクロム P450 を阻害してほかの薬剤の血中濃度を大きく変化させてしまう薬剤も存在するため，併用は避ける。服用薬剤の種類が増えるほど薬物相互作用の可能性も増加する。

　薬物療法においては「患者にできるだけ不利益を与えない」ことが肝要であり，効果と副作用を天秤にかけたうえで判断し，また副作用の程度や期間を最小化する努力も必要となる。

4) プロセス④：患者がその薬を飲み続けてくれるかを考える

　どれほどすばらしい薬剤であっても，患者が服用してくれなければその効果は発揮できな

い。そのため，患者が飲み続けてくれることが期待できる薬剤を選択する。医師が想定するよりも患者は薬をきちんと服用できていないことが多くの研究でわかっており，筆者も，「薬をきちんと飲んでくれている」と考えていた患者の症状が悪化した際に，処方薬剤を半年間にわたりまったく服用していなかったことが発覚し，自身の未熟さに愕然とした経験がある。患者が服薬しなくなるのは，副作用への懸念や苦痛が理由となることが多いが，「服薬回数が多いので面倒」「幻聴さんが飲むなと言う」「親に反対される」など患者ごとにさまざまな理由があり，個々の患者に合わせた工夫が望まれる。薬理学的に許容できる範囲内で，患者の希望に寄り添って処方を少し調整することもある。

5）プロセス⑤：その他の心理社会的要因を考慮する

最後に，患者のそれ以外の心理社会的背景にも考えを及ばせる。たとえば，医療費の点から高額な薬剤をためらう患者には，効果・副作用が同等ならばより安価な薬剤を選択したり，社会生活を送るうえで自動車の運転が必須となる患者には，添付文書上で運転が禁止されていない薬剤を選択する（しかし運転禁止ではない分類の向精神薬は現実的に選択が難しい場合も多い）。

この①から⑤のすべてのプロセスを経たうえで，筆者は処方を決定している。

精神科医が処方を選択・決定するうえで頼りにする情報源

どのような情報源を用いているかは，おそら

く多くの要因が絡み合い医師によってさまざまであるが，ある程度のパターンがあるようにも思う。自分の経験も振り返りながら，医師経験年数にそって考えてみる。

初期研修医のころは，複数の診療科をローテートしながら初歩的経験を積む段階にあり，指導医の具体的な指示に従って処方することが多い。初期研修を修了して精神科の医師になると，最初の数年間は上級医や指導医の意見が主要な判断基準となることが多いが，若手医師向けの教科書・参考書や各種ガイドラインの情報を参考にして自身で処方を組み立てる機会も徐々に増える。処方には標準的な質が担保される一方で，患者の個別的な事情まではまだなかなか配慮されにくい。また，特にこの時期の医師にとっては製薬会社のプロモーションが大きな意味をもつことがある。製薬会社からなんらかの利益供与があるという意味ではなく，自身の臨床経験がまだ限られることから，具体的情報が豊富に得られた知名度の高い薬剤が選択肢の上位にあがりやすいという意味である。また，製薬会社の医薬情報担当者（通称MR）のプレゼンが魅力的であれば，その薬剤を試したい気持ちはさらに強まるかもしれない。

臨床経験を重ねていくと，製薬会社からの情報は自社製品の有用性を宣伝する内容にどうしても偏りやすく，情報の信頼性・妥当性を自身でも吟味する必要性があることに気づく。また，ガイドラインについても，目の前の患者の個別的事情までは十分に反映させづらく，最新薬剤に関する証左はまだ十分に含まれていないといった限界もあることに気づく。そのうちに，高い信頼性を有する文献を自分で収集したりさまざまな立場の臨床家（精神科医に限らない）と

意見を交わしたりしながら，判断基準の幅が広がっていく。そして，精神科医になって10〜15年も経つと，各々の能力やスタンス，おかれている環境などによって薬物治療への向き合い方はかなり多様なものになる。新しい薬剤を積極的に使いこなそうとし続ける医師もいれば，これまでの経験のなかから一定の処方パターンに定着する医師も出てくる。また，薬物療法は有効な治療法である一方で万能ではないという限界点も踏まえて，薬物療法を自身の臨床に落とし込むことができるようになっていく。

薬物療法に関して
精神科医と対話するということ

もう10年以上も前のことになるが，アリピプラゾールという抗精神病薬が発売された当初，副作用の少ない画期的な新薬という情報から，当時勤めていた精神科病院では多くの入院患者の薬物療法において既存薬剤からの切り替えが行われた。しかし，薬理学的な性質が既存薬剤と大きく異なることから，切り替え中に一時的に調子を崩す患者が続出した。そのため，切り替えの方針を続けていくことに多くの看護師から不安の声があがった。その後，切り替え方法の具体的な工夫によって不調者の出現は激減したが，筆者が多くの患者の切り替えを継続することができたのは，看護師との対話が鍵であったように思う。なぜその患者の切り替えを行うのか（錐体外路症状や過鎮静など副作用の軽減），切り替え時にどのような理由でどのような変化が生じ得るのか，その際にどのような対応を行う準備があるかといった内容について看護師にていねいに伝えるようにした。その結果，それらの情報を意識した細やかな看護記録が残るようになり，看護記録だけで患者の精神症状や身体状況の変化にいち早く気づけるようになった。また，不調時にも早めの対応が可能となった。「良好な薬物療法は良好なコミュニケーションと連携があってこそ成立する」ということを学んだ瞬間であったように思う。

「薬は医師の領分だから看護師は口を出すな」という，パターナリスティックで（筆者からすれば）不届きな見解の精神科医も存在すると聞く。しかし，精神科医の多くは看護師と対話を待ち望んでいる。それは，看護師が患者にもっとも身近な存在の1人であることや，医師の力だけでは薬物療法による利益を最大化できないことをよく知っているからである。

ただし，有意義な対話を行うためには，薬物治療に関する知識もやはり必要となる。たとえば，薬物の種類，各薬剤の効果・副作用を含む薬理学的プロフィール，剤形や用量，薬物相互作用，保険適応，適応外使用の実際などについて，一定の知識をもっていることが望ましい。そのうえで，合理的でないと思われる処方や意図が不明瞭な処方に出会ったときには，「あなた（精神科医）がこのような意図でこのように処方をしていると私は推測するが，この処方のこのような点が気になっている。この点を解決するためにこのような調整はどうか」といった鋭い投げかけをしてくれる看護師が増えてくれれば，筆者としてはたいへんうれしく思う。

本稿が，精神科医との積極的な対話や薬物療法に関する看護のレベルアップの一助となれることを期待したい。

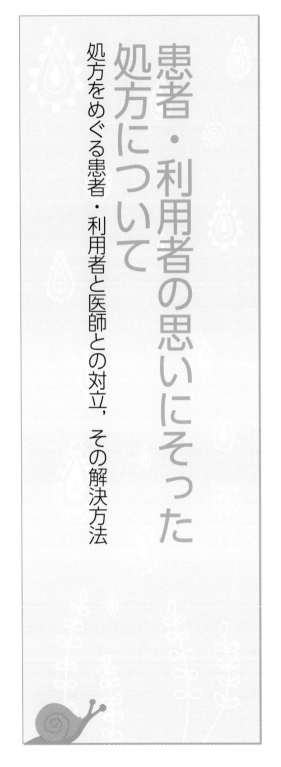

患者・利用者の思いにそった処方について

処方をめぐる患者・利用者と医師との対立，その解決方法

執筆者

訪問看護ステーションKAZOC（東京都練馬区）
精神看護専門看護師
杉山 悠 すぎやま ゆう

はじめに

　病院に勤めていたころのことで，薬について思い出されるエピソードがある。それは，調子の優れない患者に頓服を促した際，一呼吸おいた後に「飲めない」と薬を返されたときのことだ。理由を尋ねたところ「薬に依存しているような気がする」と言われ，当時の私は薬に関する情報提供を行うことで，服薬治療を促したいと考えていた。しかしいまは，少し違う。頓服使用をためらう患者から「薬に依存しているような気がする」と言われたとき，その続きの話を聞いてみるようにしている。すると「病気というのを認めたくない」「精神病と言われたら，なんだか自分が悪いみたいな気がする」といった言葉が，ぽつりぽつりと聞かれ始めるのだ。

　精神疾患はこころの弱い人がなるもので，しかも治らないといった情報が巷に溢れてしまっている。インターネット上には「うつ病で何十年も苦しんでいます」「パニック障害と数年闘っています」といった書き込みも見られ，内容を辿ると治療ガイドラインとは外れた処方や，大量の処方がされている場合もある。もう数年処方が変わらず，体調もよくなりませんといった話を見聞きすれば，暗い気持ちにもなるであろう。そのため患者は受診に戸惑い，どうにも

ならなくなってはじめて，精神科に来られることも少なくない。病気でも，自分の体調をコントロールできれば誰にも迷惑をかけないし，何も悪くない。そのための手段の1つとして，薬がある。病院に勤めていたころに出会った患者は，健康な私が上から目線で語りかけているように感じていたのではないかと思い，戒めとしてこのことを思い出すようにしている。

精神科治療の主軸となるもの

精神疾患の治療の基本は「療養環境の調整」と「心理療法」，および「薬物療法」である。療養環境の調整とは，対象者が日常生活を快適に過ごせるよう援助することで，広く見れば周囲からのサポートが得られるよう，関係調整を行うことも含まれる。心理療法は日々の会話やかかわりによる看護実践のほか，エビデンスがあり日本で可能なものとして認知行動療法・対人関係療法・家族療法があげられる。そして薬物療法が必須の精神疾患は「統合失調症」と「双極性障害」だけであり，療養環境の調整や心理療法のみであれば，医療の枠組みではなくても支援が可能である。つまり私たち看護職に求められる役割は，これら治療のマネジメントを行うことにあると考えている。

治療のマネジメントを行ううえで意識しなければならないことは，医師への相談のタイミングである。第一に優先することは自傷他害のおそれがある場合で，安全確保のために速やかな受診勧奨が必要である。また可能であれば，自傷他害のおそれが出現する前に相談するのが望ましく，日々の生活に目を向けていることが大切である。次に，診断の確認や治療技法の助言を受けるために，医師に相談することもあり得る。この場合，必ずしも診察が必要になるわけではなく，電話相談など状況に合わせて対応を行っていく。最後に，心理療法がうまくいかない場合も医師への相談のタイミングをはかることである。具体的には，面接に応じられない場合，会話に苦痛を訴える場合，会話はできるが内容が頭に入っていないことが疑われる場合で，状態に改善がみられない場合は3か月程度を目安に，相談を行うことが望ましいと考える。

治療において大事なこと

治療（薬物療法，心理療法，面談など）を始めるにあたって大事なことは，治療に関する「有益性」と「有害性」の予測である。「有益性」では，どうしてそれが有効なのか，どれくらい有効なのかを考える必要があり，事前予測なしに良好な結果を得られたとしても，それは結果論でしかないと言える。また「有害性」では，治療に伴う副作用や費用負担のほか，効果が得られなかったときには時間が消費されることになり，失敗と判断してやめる基準も考える必要がある。そのため患者にとってよりよい治療を提案するためには，過去に有効であった治療のどれが有効なのかを判断し，患者が取り組みやすいよう心理的配慮をしながら説明を行う必要があり，それには「エビデンス」の活用が不可欠となる。

「エビデンス」とは，過去のどのケースとその患者が似ているかを判断するもので，エビデンスはすべて「診断名」のもとに蓄積されている。

診断と治療は現代の臨床医学を支える2つの支柱で，診断はそれ自体を1つの技術とみなしており，診断名の決定だけではない。また英語では，DiagnosisではなくAssessmentに該当する用語であり，アセスメントや見立ては看護職でもなじみのある言葉である。つまるところ一般的に診断とは，適切な治療を導くための手段全般をさす言葉として使用されており，診断は治療に必須な行為と考える。したがって，治療の質を高めるためには「患者の現状把握（情報収集）」と「理論的な有益性の規定（エビデンスの活用）」が重要で，これらの足がかりとして診断を行うことが大切だと考えている。

医師の思いを聞いてみる

面接技法に関する研修を受講した際，一緒に学んだ精神科医は「自分は診察が下手だ」と語っていた。診療において，患者と医師との思いの相違が起きるもっとも大きな原因は，診察時間にあると考えている。わかりやすく説明すると，診察時間が10分しかない場合と60分ある場合とでは，まったく異なる展開になることは想像がつきやすい。そのため，推奨される面接を現場で実際に試そうとすると，現状の診療枠では遂行することが困難となり，診察がうまくいかない体験をくり返してしまうことが考えられる。参考までに，オランダでは少なくとも初診に3時間は使用されており，診察時間の短いなかで適切な診断を行うことは非常に難しく，診察には多くの時間が必要だと私は思っている。

支援職と医師の間で見解が異なるとき，「診断名」の定義が異なっていることが原因にあると考える。治療チーム内での情報共有は，構成員同士の連携を高めるために重要であるが，すべての情報を共有することは非現実的である。そこで「診断名」を用いて要約が行われるが，医師がどういう意味でその診断名を用いているのかがわからなければ，情報を集約することが難しくなる。そのため医師が気づいていない症状に自分が気づいていた場合，DSMかICDの定義にもとづいて伝えることが望ましいと考える。医師は時間に追われている状況にあり，看護職は患者の日常生活から症状や困り事に関する情報を収集して要約し，医師に伝えて診察をサポートすることが大事ではないだろうか。

患者の思いを聞いてみる

患者に「薬について知りたいこと」を尋ねると，「いま飲んでいる薬の副作用」や「他科薬との飲み合わせ」といった質問がよく聞かれる。薬に関する情報を知りたい場合には，処方箋に書いてある薬の効果や副作用を読めばわかりやすく，インターネットや書籍による情報も充実してきている。しかし，薬についての質問を答えた後に，どこかすっきりとしない感覚を抱くことは少なくない。よくよく話を聞いてみると，「"てんかん"に出される薬を処方されているので，自分は"てんかん"なのかを聞きたかった」「精神科薬とサプリメントとの相性を知りたかった」といった，本当に聞きたかったことがわかりはじめる。話が深まるうちに，自分がどんなふうに生きていきたいかといった内容にまで発展し，薬をとおしてその人の考えや人となり

が見えてくることは，よくある状況だ。

世の中には病気がよくなっているかどうかよりも，薬の量が気になるといった人もいる。薬を自己調節する人に，その理由を尋ねてみたとき「薬を飲んで体調がよくなるのは治っていない証拠だから，薬を減らすようにしている」といった，治りたい気持ちが空回りしている状況に気づくことがある。また，薬について家族や友人に話せないといった患者も多く，「薬を飲んでいることについて，ほかの人がどう思っているかわからない」「薬の話はタブーで触れちゃいけない気がする」といった，精神医療への偏見が孤立を強めてしまっていることもある。患者にとっての薬の悩みとは，その悩みをほかの人に打ち明けられず，1人で悩んでしまうことに困難さがあると考える。薬の悩みは多種多様で，話を聞いてみることでしか明らかにできず，そのためにも看護職はていねいに対話を紡いでいくことが大切だと考えている。

思いの相違をひもとくコツ

面接場面で重要なことは，事実には必ず3つの側面があることだ。1つは「患者の視点から見た事実」で，患者の陳述を真の事実として受けとることはできない。これは，正確に事実を認識・陳述するのが，症状のために困難かもしれないからである（たとえば，うつ病の患者が「私は昔からダメな人間だった」と表現した際に，事実ではなく症状による影響が考えられる）。次に「同席者の視点から見た事実」で，同席者の陳述も真の事実として受けとることはできない。これは，同席者に都合のいい陳述だけなさ

れる可能性があるためである。最後に「真の事実」があり，すべての同席者の陳述が一致したとしても，それとは違う患者の陳述がもっとも真の事実に近いこともまれではない。そのため，患者の考える事実と同席者の考える事実とは別に，真の事実が存在することを意識しておく必要があると考える。

もう1つの重要な要素として，陳述者と「何を事実として認識したか」を共有することである。陳述者が何を事実として伝えたいと思っているかは，数少ない「真の事実」の1つである。つまり「患者が○○と陳述した」「同席者が××と陳述した」ことは真の事実であり，○○や××の真偽は不明だが，敬意ある好奇心をもって陳述を聞き，その陳述内容を自身がどのように理解し，「事実」として認識したかを伝えることは，陳述者との信頼関係を築くうえで重要と考える。また，患者と同席者の陳述が異なる場合や，全員が納得いくようなすり合わせを行うことが難しい場合には，無理に事実を特定しようとはしないことが大切である。その際，「患者は○○と陳述し，同席者は××と陳述し，異なっている」という状況を自身が事実として認識することは，どちらかに価値判断を下さない限り患者にも同席者にも抵抗を示されないと考える。

おわりに

イギリスでは国民が精神医療を信頼していて，調子が悪いと感じたらすぐに受診し，精神医療側もそれに応えようと一生懸命に取り組んでいる。また，国民の多くが精神疾患は治りに

くいとは思っておらず，治療に前向きな姿勢を示している。しかし日本では，さまざまな研究がされて新しい知見も得られ，治療法の確立が進んでもそれらは普及せず，精神科受診率は低いままの状態が続いている。その根底には「精神疾患は治らない」という間違った情報が蔓延し，実際に間違った治療が行われていることが原因にあると考えている。精神疾患は誰もがなり得る病気として，社会への認知度は高まってきている。日本の精神医療をよくしていくために必要なことは，精神医療に対する希望や明るい展望が広がることだと，私は思っている。

〈引用・参考文献〉
1）三浦麻子，米山直樹，佐藤寛：心理学ベーシック第5巻　なるほど！　心理学面接法．北大路書房，2018.
2）高橋三郎，大野裕監訳：DSM-5　精神の診断・統計マニュアル．医学書院，2014.
3）上島国利，樋口輝彦，野村総一郎編著，精神医学講座担当者会議監修：気分障害治療ガイドライン　第2版．医学書院，2010.
4）アンドリュー・シムズ，飛鳥井望，野津眞，松浦克文，林直樹訳：シムズ記述精神病理学．西村書店，2009.
5）佐藤光源，丹羽真一，井上新平編著，精神医学講座担当者会議監修：統合失調症治療ガイドライン　第2版．医学書院，2008.

「なぜ減らしたの？なぜいま増量するの？」

精神科医が薬量の変更を考えるとき

執筆者

医療法人学而会木村病院
（千葉県千葉市）医師／院長
千葉大学社会精神保健教育研究センター
（千葉県千葉市）特任教授

渡邉博幸 わたなべ ひろゆき

処方量をどのように決めているか？

　21世紀になって次々に新しい向精神薬が登場し，治療薬の主役交代が起きました。さらに強迫症や社交不安症などの不安障害，さらには注意欠如多動症など従来精神療法が主流であった疾患にも薬物療法の効果が示されるようになりました。しかし，今日でも，向精神薬の効果は客観的な検査数値によって判断できません。あくまでも患者さんの表情，言動，態度，行動などから「症状に効いているか，副作用が出ていないか」を推量して処方量を決めています。

1）薬理作用（有効性）と副作用（忍容性）

　図1をご覧ください[1]。これはある薬の薬理作用（有効性）と副作用（忍容性）を概念的に示したモデル図です。通常どんな薬であっても，有効性は処方開始当初は，用量と相関するように増加していきますが，ある用量で効果はプラトー（頭打ち）になり，それ以上は薬を増やしても効果の増加は見込めなくなります。しかし，副作用は用量依存性に増加することも多く，薬を増やしたぶん，副作用も増していきます。両者を合わせて，ある用量でもっとも有効性と副作用のバランスがとれると，最大の有用性を発揮できるようになります。このときの薬の量を

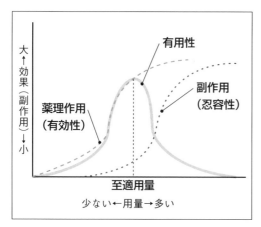

**図1　薬にはちょうどよい量がある
薬の用量反応曲線モデル**

『至適用量』といいます。

　しかし，この至適用量はそのときの症状の程度で左右されることはもちろんですが，年齢，性別，生活習慣などでも変動し，たいへん個人差が大きいものです。実際の医療場面では，最小量のさらに半分でも効果がある人もいれば，最大量でもようやく部分的な効果にとどまる場合もあります。

2) 患者さんの用量への不安や希望，好み

　1) は純粋に薬理学的観点から見た薬の用量設定ですが，現実には，患者さんの用量への不安や希望，好みなどから，本来の至適用量まで薬の量を調整できないことも多いものです。患者さんが薬の量の増減を嫌がるのは，どのような思いや考えがあるのかを十分に聞きとって用量設定に反映させていくのが大前提です。

薬の副作用が生じたときの減量

　薬の減量を行うのは，まず，臓器障害を引き起こした，あるいは耐え難い苦痛を伴うような副作用が生じた場合です。この場合は，ただちに疑わしい薬を中止する場合と，減薬して経過を見ていく場合の2通りがあります。

1) 処方をただちに中止する場合

　処方をただちに中止する場合は，薬剤に対しての過敏反応（薬剤性過敏症症候群）や急激な高血糖，悪性症候群，急激な肝機能障害，白血球減少，重篤な不整脈や心不全，腎不全など生命の危険が生じる副作用が生じた場合です。

(1) 重症皮疹[2]

　全身性の紅斑や皮膚の剥離や粘膜の水疱，びらんに進むスティーブンス-ジョンソン症候群や中毒性表皮壊死融解症といった重症皮疹は，ただちに薬剤を中止しなければならない代表的な副作用です。ラモトリギンやカルバマゼピン，フェニトインなどの抗てんかん薬で起こりやすいものです。

　ただし，ラモトリギンによる皮疹とカルバマゼピンなどによる皮疹は，服薬との関連性において違いがあります。ラモトリギンでは，同薬の定められた用法用量を逸脱した場合に起こりやすく，併用薬（とくにバルプロ酸との併用）の有無，初回投与量や増量速度など添付文書の適正使用を厳守しなければなりません。増量には2週間以上の間隔が必要です。それに対して，カルバマゼピンなどの抗てんかん薬の場合のほとんどは，初回投与から3か月以内に発症する

ことが多く，特に投与初期に十分な問診，観察を行う必要があります。

(2) 急激に生じる肝障害[3]

急激に生じる肝障害は，胆汁うっ滞性と肝細胞性，その混合型などがあります。上記の薬剤性過敏症候群の一症状として肝障害が生じることもあります。AST，ALT，胆道系酵素といわれるALP，γ-GTPや総ビリルビン値などの急激な上昇を伴います。全身倦怠感や38℃以上の発熱，黄疸，食欲不振，嘔気・嘔吐，蕁麻疹や全身の掻痒が初期の臨床症状として現れます。フェニトイン，カルバマゼピン，バルプロ酸，クロルプロマジン，ハロペリドールでの報告が多く，急激に発症する場合は機序としてはアレルギー性が疑われます。

(3) 高血糖による意識障害[4]

一部の抗精神病薬では，用量に関係なく糖代謝に異常をきたし，高血糖を引き起こすものがあります。急激な著しい高血糖は高浸透圧性高血糖状態や糖尿病性ケトアシドーシスを惹起し，口渇・多飲・多尿といった高血糖状態の臨床症状に加えて，見当識障害から昏睡状態までのさまざまな意識障害や脱水，痙攣発作などを呈し，場合によっては死にいたります。オランザピン，クエチアピンなどで注意が必要で，食生活指導や定期的血糖測定が必要です。

これらの副作用が生じた場合は，減量ではなく，ただちに服薬を中止しなければなりません。上記にあげた副作用は用量依存性ではなく，おそらく服薬した個体の感受性や代謝の特性との兼ね合いで生じており，ただちに中止しなければ，副作用が時間経過とともに増悪し，生命にかかわるほど重篤になるからです。また，これらの副作用を見逃さないために，定期的な採血

検査や心電図検査を行ってモニタリングしておく必要があります。

2) 処方を減量する場合

(1) 用量依存性に増える副作用に対しての減量

p.14の1) に示した副作用を除けば，多くの向精神薬の副作用は用量依存性です。つまり服用量が多くなればなるほど副作用が増えるというものです。このような副作用には，手指振戦やパーキンソン症状，急性ジストニア，アカシジアなどの錐体外路症状や便秘・口渇・排尿困難・羞明といった抗コリン性副作用，低血圧，傾眠などがあげられます。また，長い経過で徐々に悪化する肝機能障害（主に肝細胞傷害性）も用量依存的であることが多いです。

このような副作用に対しては，離脱反応や原疾患の症状悪化に注意しながら，原因薬を慎重に減量します。また，不思議なことですが，副作用が出ていない1つ手前の量に戻しても副作用が消退しないことがあります。たとえばある薬5mgでは副作用が出なかったが6mgに増やしたところ出現したので，あわてて5mgに戻しても副作用が続いてしまうことがあるのです。生体の反応は決して計算どおりではありません。とくに血中濃度半減期が長い薬剤や活性代謝産物があるような薬剤の場合は，元の量に戻しても副作用がなかなか収まらないときがあることに注意しましょう。

(2) 血中濃度を測定して減量タイミングをはかる

通常の保険診療内で血中濃度測定できる向精神薬（たとえば，炭酸リチウムやバルプロ酸，カルバマゼピンなど）の場合は，定期的な濃度

測定が義務づけられています。有効血中濃度, 治療域濃度も教科書的にはよく知られていますが, むしろ副作用を生じる中毒域にかかっていないかを注意すべきです。

とくに炭酸リチウムは治療濃度と中毒濃度の差が小さく, 脱水, 加齢といった身体背景や非ステロイド性消炎鎮痛剤などの併用によって, 何年も同じ用量であっても, 容易に中毒濃度を超えてしまうことがあります。そのため, 同薬の添付文書では, 服用が維持量になっていても2〜3か月に1回程度の血中濃度測定が推奨されています。添付文書では, 『血清リチウム濃度がトラフ値*で1.5mEq/L超の場合は必要に応じて, 2.0mEq/L超の場合は, 減量又は休薬等の処置を行うこと』と記載されていますが, 筆者個人は, 1.0mEq/Lを超えた場合には, 臨床的なリチウム中毒所見 (嘔気, 嘔吐, 下痢, 振戦, 傾眠, 発汗, 運動失調など) がないか精査し, 精神症状が安定している場合はそれ以上の増量を控えたり, 100mg程度の減量をはかることにしています。リチウム血中濃度は身体条件によっては急激に1.5〜2倍程度の濃度増加があるからです。

また, リチウム中毒に陥ってしまった場合, 血中濃度と臨床症状 (とくに中枢神経症状) が並行しないことがあります。つまり, 強制利尿や人工透析によって, 血液中の炭酸リチウム濃度は速やかに低下しても, 神経細胞内に入ってしまったリチウムが神経毒性を生じている場合, 臨床症状の改善は遅れる傾向がありますので, 血中濃度が正常域に戻ったからといって, 過信しないように気をつけましょう。

＊トラフ値とは, たとえば朝夕2回で内服する薬剤であれば, 朝薬服用直前採血での血

中濃度が該当します。

長期の服用による 副作用を防止するための減量

向精神薬の長期の高用量服用により生じやすくなる副作用や生活機能低下を最小化するために, 前もって減薬に取り組むことがあります。ここでは2つの臨床場面を考えます。

1) 抗精神病薬の計画的減量

国内の抗精神病薬治療の大きな問題点として, 多剤大量投与が指摘されてきました。とくに服薬管理を厳密に行える入院療養環境では, 病棟内での微小再燃のたびに抗精神病薬の量が増えてしまう傾向があります。クロルプロマジン (CP) 換算で1,000mgを超える量を毎日服用している場合, 心循環系の突然死の原因となるQTc延長や致死性不整脈などの心電図異常が生じやすくなることが知られており, 現時点で副作用がコントロールされているとしても, 減薬していく必要があります。しかし, 抗精神病薬の急激な減薬は, 精神病症状の再燃を引き起こしかねません。

そこで, 長期入院している慢性統合失調症者のための安全な減薬方法としてSCAP法が開発されました。詳細は開発チームの原著論文[5]をご参照いただきたいのですが, その骨子は, クロルプロマジンやゾテピンなどの低力価薬の場合は1週間にCP換算で25mg／日以下のゆっくりした速度で減量する, ハロペリドールなどの高力価薬の場合は, 1週間にCP換算で50mg／日以下で減量するというものです。いずれにし

ても急激な減量ではなく，時間をかけて行うことが減量失敗を防ぐコツとなります。

2）BZ薬（抗不安薬や睡眠薬）の減量

2018（平成30）年度の診療報酬改定で，BZ薬の処方日数制限が設けられたのは記憶に新しいところです[6]。ベンゾジアゼピン系（以下，BZ）薬は1960年代から登場し，いまでも不安や緊張感，不眠などに対して即効性のある対処薬として頻用されています。また，精神科以外の身体科で処方されることも多いポピュラーな薬です。しかしBZ薬を長期服用すると，だんだんと効果が減弱して同じ効き目を得るのに必要な量が増えてしまう『耐性』や，急に中断すると焦燥感や感覚異常，手の震えといった離脱症状が生じる『身体依存』がつくられてしまいます。このため，ますます薬から離れられなくなり，薬がないと一睡もできず，外出もできなくなるような日常生活制限が生じてしまうことがあるのです。

このような問題点から，一部の諸外国ではBZ薬の処方日数を4〜12週程度に制限しており，国内でも原則1年の制限がなされるようになりました。しかし，一度身体依存ができたBZを減薬していくのは大変時間がかかります。

そのような場合には，以下のような減薬方法が試されます。ただし患者にほかの精神疾患がない場合，ほかの向精神薬を服用している患者ではない場合に限ります。

（1）漸減法：2〜4週間ごとに減量開始前の量の4分の1量ずつ減らす。たとえば，『睡眠薬を2錠服用している場合は，まず1.5錠に減らして，2〜4週後の次の診療で，不眠症状を確認したうえで，さらに0.5錠減らして1錠とする』とい

うやり方です[7]。筆者は長めに4週間かけていますが，もっと慎重に減らしているというご意見をいただくこともあります。

（2）隔日法：1週間のうちに休薬日を設けて，徐々に休薬日を増やしていく。

いずれにしても，少量ずつ長い時間をかけて減らしていくのが失敗しないコツですが，単に減量するだけでなく，生活指導や認知行動療法的なアドバイスなど心理的サポートを組み合わせて，患者の減薬への不安感を支え，小さい成功体験を積み重ねてもらうことが大切です。

薬の増量

1）新しい向精神薬の増量方法は細かく規定されている

症状が改善するまで，医師の裁量でどんどん薬の量を増やすことはできるのでしょうか？その答えはNoです。とくに，新しく登場した向精神薬のほとんどは，初回投与量や最大上限量が厳密に決められており，従来の薬よりも厳密に用法用量を守らなくてはなりません。また一部の薬では，年齢や腎機能の程度，併用薬との薬物相互作用の観点から，より詳細な処方量設定が添付文書に示されていることもあります。

しかし，従来薬の場合は，添付文書に許容される上限用量を載せておらず，医師の裁量による処方量の調節を認め，"年齢，症状により適宜増減する"と記載されている薬剤もあります。この"適宜増減"というのはたいへんあいまいでわかりづらい表現ですが，慣例として『最大量の2倍未満』に収めるのが目安となります。

添付文書は必ずしも目の前の患者に最適な処方の仕方を示したものではないのですが，"最適化"以上に"適正化"が求められる時代であることを肝に銘じるべきでしょう。言い換えれば，経験豊富な医師のさじ加減や職人技が通用しなくなっているといえるのかもしれません。特に薬をただちに中止しなければならないような副作用を生じ得る向精神薬の増量は規定を厳守することが求められます。

2）抗精神病薬の期限つき増量法

本稿では紙面の関係で抗精神病薬の増量についてのみ触れます。統合失調症の外来患者に入眠困難や不快気分などの早期警告サイン，EWS（非特異的な病状悪化，再燃の前触れ兆候）が見られた場合，維持内服量の20%分を定期薬に追加して1か月継続するというものです。たとえば，ある薬を4〜5mgを定期的に服用している場合は，EWSが生じたら1mgを上乗せします[1]。ただしこの方法は，普段は副作用がでない量で維持されていて増量の余地がある場合に成り立つものです。むしろ，本稿の肝はできるだけ早く患者さんのEWSを察知することにあります。そのためには1か月に1回の通院では間に合いません。訪問看護やデイケア場面などの外来診察以外の場面での支援スタッフの気づきと速やかな情報共有が，再燃再発を抑え必要最小限の増量で乗り切る成功の鍵となります。

まとめ

向精神薬の減量や増量について，さまざまな臨床状況を念頭に整理しました。新しい薬剤では，増量や最大投与量についての細かな規定が示されており，安全性を軽視した大量投与を防ぐ限界設定がなされています。しかし減量方法については，患者の薬への過敏性やニーズ，長期の安全性などの観点からさまざまな選択肢があり，今後も研究の深化が期待されているテーマです。

〈引用・参考文献〉
1）渡邉博幸：シリーズ治療・イラストレイテッド 統合失調症治療イラストレイテッド．星和書店，p.54，2017.
2）厚生労働省：重篤副作用疾患別対応マニュアル 薬剤性過敏症症候群．https://www.pmda.go.jp/files/000146073.pdf（2021年4月26日最終閲覧）
3）厚生労働省：重篤副作用疾患別対応マニュアル 薬物性肝障害．https://www.info.pmda.go.jp/juutoku/file//jfm1909005.pdf（2021年4月26日最終閲覧）
4）厚生労働省：重篤副作用疾患別対応マニュアル 高血糖．https://www.pmda.go.jp/files/000224773.pdf（2021年4月26日最終閲覧）
5）助川鶴平：統合失調症における抗精神病薬のスマートな整理の仕方．臨床精神薬理，23（2），p.123-127，2020.
6）堤多可弘，稲田健：ベンゾジアゼピン依存に関しての添付文書改訂について．精神科治療学，33（5），p.541-547，2018.
7）渡邉博幸：抗不安薬・睡眠薬のさじ加減—ベンゾジアゼピン系薬のスリム化．こころの元気＋，（8），2014.

その処方、意味があります

疑問に感じたときが学びどき！ 学びをとめるな！

執 筆 者

医療法人誠心会あさひの丘病院・神奈川病院
（神奈川県横浜市）
精神科認定看護師
深田徳之 ふかだ のりゆき

精神科の薬って種類が多くってなかなか覚えられないですよね。私も身体科から精神科に勤務し始めて，その薬の種類の多さに驚きました。最初は向精神薬と抗精神病薬の違いもわかってなくて恥ずかしい思いをしたのもいまとなっては懐かしい思い出です。

しかし，処方ってホンッとにわかりづらいですよね。薬物療法の本を読めば『単剤治療を推奨』とか書いてあって，実際には「この患者さん多剤大量療法なんだけど……」「この組み合わせって何か意味あるの？」と患者さんの処方箋をみて「単剤化してないじゃん……」など何かしら感じるところ，思うところはみなさん経験があると思います。今回はそんなギモンについて『医師の処方を読み解く』と題していくつかの事例を紹介していきたいと思います。

調子が悪いのになぜ減量

これは慢性期統合失調症の患者さんだったのですが，なかなか精神症状が落ちつかずジプレキサ®（一般名：オランザピン）が処方されました。翌週，もともと気分安定薬として処方されていたテグレトール®（一般名：カルバマゼピン）が減量となりました。

翌日，看護師の朝のミーティングで「なんで

減らすの？」「昨日も大声出してたのにね」と医師がテグレトール®を減量する理由がわからず不満があるようでした。『いえいえ，これは……』という実体験のエピソードです。

なぜ医師はカルバマゼピンを減量したかというと，これはオランザピンとカルバマゼピンの相互作用に問題があります。薬は主に肝臓と腸管壁でチトクロムP-450（CYP：「シップ」と読みます）という薬物代謝酵素で行われます。このなかのCYP1A2（「シップ・ワン・エー・ツー」と読みます）という薬物代謝酵素をカルバマゼピンが誘導する，いわゆるクリアランスを上昇させることが原因なのです。薬物の『クリアランス』とは，"薬物の除去能力を示すパラメータ"のことを言います。

カルバマゼピンは薬物のクリアランスを上昇させる，すなわちほかの薬物の代謝を促進してしまう，ということがいえます。このことから一部の薬物の代謝を促進してしまい，その薬がもつ本来の効力を発揮できない，すなわち阻害してしまうのです。

カルバマゼピンが薬の働きを阻害してしまう薬物としてはオランザピンのほかに，抗不安薬のアルプラゾラムやミダゾラム，抗精神病薬では，ハロペリドールやクロザピン，アリピプラゾールやパリペリドンもその働きが阻害され，期待した効果が得られないということがあるのです。

以上のことからいえるのは，医師はオランザピンの効果を十分に発揮するためにカルバマゼピンの減量を行い，抗てんかん薬であるカルバマゼピンの急激な減量は，『重要な基本的注意』にあげられているため，ゆっくり減量することにした，ということがいえます。医師はオラン

ザピンの効果を見ながらカルバマゼピンをゆっくり減量することで，精神症状の緩和を見ていくことにしたんですね。

カルバマゼピンはほかの薬との相性が悪いものが多いので把握しておくことが大切ですね。ちなみにですが，オランザピンの効果をあげてしまう相互作用をもつ薬もあります。いくつかありますが向精神薬ではルボックス®（一般名：フルボキサミン）があります。これは前述したCYP1A2の働きを阻害する作用があり，クリアランスが低下することで，オランザピンが代謝されず，効果を増強させてしまうのです。

不眠時指示ピレチア®orヒベルナ®

これをはじめて見たときは「なぜ抗ヒスタミン薬が不眠時なの？」と思ったのが懐かしいです。このピレチア®，ヒベルナ®（一般名：プロメタジン）ですが，いわゆる抗ヒスタミン薬で，臨床で薬を調べる際にお世話になっている『今日の治療薬』では抗アレルギー薬として収載されています。

それではなぜ不眠時指示として用いられているのでしょう？　MSEを学んでいる方ならもうお気づきでしょう。ヒスタミン受容体の抗ヒスタミン作用（H_1受容体遮断作用）を期待してのことなんです。抗ヒスタミン作用にはさまざまな効果がありますが，そのなかの『鎮静催眠作用』を期待して処方されているのです。

でもどうして不眠時指示なのに，抗ヒスタミン薬なのでしょうか。いくつか理由が考えられますが，1つ目に既存の睡眠薬ほどの効果がその患者さんにとって不要であることや，ベンゾ

ジアゼピン系睡眠薬の筋弛緩作用や健忘作用などの有害な副作用が出やすいことが考えられます。

2つ目にベンゾジアゼピン系薬の処方制限が考えられます。ご存知の方もいるかとは思いますが，2016（平成28）年4月に抗精神病薬，抗うつ薬，抗不安薬，睡眠導入薬がそれぞれ2種類までしか処方できないようになりました。その後，2018（平成30）年に改定され，4種類以上の抗不安薬および睡眠薬の投薬を行った場合やベンゾジアゼピン系の薬の1年以上の投与に診療報酬の減算が行われることになりました。

たとえば患者さんの定期処方のなかに，抗不安薬と睡眠薬でベンゾジアゼピン系薬が，合計3種類の処方がされていた場合，不眠時指示では4種類目の処方はできないことになります。こうした事情があって不眠時指示にベンゾジアゼピン系ではなく，プロメタジンが処方されていることがあるんですね。

最近ではベルソムラ®（一般名：スボレキサント），ロゼレム®（一般名：ラメルテオン），デエビゴ®（一般名：レンボレキサント）と，ベンゾジアゼピン系ではない睡眠薬も普及し始めていますので，こうした抗ヒスタミン薬の不眠時指示は少なくなるとは思いますが，薬理作用だけでなく診療報酬のことも把握しておくと，よりその処方や指示の意味がみえてきますね。

せん妄に抗うつ薬！？

認知症患者さんの夜間せん妄，いろんな病院での悩みになっているでしょうし，その対応もまたたいへん！　夜勤の看護師の人員をとら

れて，朝までまったく休憩のとれない夜勤を経験したことがある方も多いのではないでしょうか。

そんなせん妄の患者さんに処方されたのが四環系抗うつ薬のテトラミド®（一般名：ミアンセリン）。「この人うつ病だったっけ？」と慌ててカルテを見ますが，診断名は『認知症』となっています。このときはたいへん驚きましたが，ミアンセリンには適応外ではありますが，せん妄への効果が認められているのです。ほかにも抗うつ薬のなかにはデジレル®・レスリン®（一般名：トラゾドン）にも適応外ではありますが，せん妄への効果が認められています。

ミアンセリンは本来，抗うつ薬として不安・焦燥・不眠などの症状を改善することを目的としているのですが，H_1受容体への抗ヒスタミン作用が強力で，鎮静催眠作用ももっています。そのため，不眠だけでなく，せん妄のある患者さんに，就寝前にミアンセリンを投与することで症状の改善を期待することができます。

せん妄はいまだその病態は不明で，さまざまな要因が複雑に絡み合って起こっているのですが，そのなかにアセチルコリンの欠乏があると考えられています。ミアンセリンを始めとして四環系抗うつ薬に抗コリン作用はほとんど認められませんが，三環系抗うつ薬やベンゾジアゼピン系の薬は抗コリン作用が認められます。

せん妄でアセチルコリンが低下しているところにベンゾジアゼピン系の睡眠薬や抗不安薬を指示薬として与薬して，せん妄の症状がより増悪するのはこのことが原因と考えられています。

ちなみにテトラミド®ですが，「テトラミド錠10mg」が2020（令和2）年2月に自主回収となり，

出荷が一時停止していましたが，2020年9月25日より出荷が再開しています。薬価も約15円程なので，コストの負担も少ないのがよいですね。

テトラミド®（一般名：ミアンセリン），デジレル®・レスリン®（トラゾドン）はせん妄への効果があり，リフレックス®・レメロン®（一般名：ミルタザピン），この3種類の抗うつ薬は「眠れる抗うつ薬」なので，ぜひ覚えておいてほしいですね。

6+6 = 12, 9+3 = 12 足し算が合ってればいいの！？

「これどういうことですか？」。クリニックからの紹介で入院された患者さんの処方箋を確認していた精神科3年目の彼女が私に声をかけてきます。処方箋をみるとその処方は……『インヴェガ®9mg1錠，インヴェガ®3mg1錠』，足し算すると12mgです。「これ6mg2錠じゃダメなんですかね？」。彼女はすごい。ちゃんと薬剤の剤形やmgのことを勉強して把握しているから感じた疑問なのでしょう。ほかの薬も処方されていて，いわゆる"多剤大量"になってはいたのですが，こうしたことに気づくのはすごく大事だと思うのです。「そんなくだらないこと」って思い，流してしまうのは簡単です。でもそれでは部下や後輩の学びのモチベーションを下げてしまうと私は思います。

そんな偉そうなことを言ってはいますが，この処方の理由は私もわかりません。でも『疑問に感じたときが学びどき！』なんです。そして『学びをとめるな！』です。

こんなとき頼りになるインタビューフォーム！　端から端まで読んでみます。しかしどこにも6+6 = 12mgと，9+3 = 12mgを比較検討したデータは見あたりません。しかし，2つの仮説が思い浮かびます。

インヴェガ®（一般名：パリペリドン）の剤形は3mg，6mg，9mgの3種類で最大容量は12mgです。そして添付文書には『増量は5日間以上の間隔をあけて1日量として3mgずつ行うこと』となっています。このことから……，

3mgで開始⇒3mg錠を処方

6mgに増量⇒6mg錠を処方

9mgに増量⇒9mg錠を処方

12mgに増量⇒9mg錠と3mg錠を処方

……ではないかと！思いました（笑）

もう1つの仮説は薬価です。インヴェガ®の薬価は下記のとおりです。

- 3mg錠：253.2円
- 6mg錠：465.7円
- 9mg錠：590.4円

このことから6mgを2錠処方して合計12mgの場合，465.7円×2錠 = 931.4円となります。9mgと3mgを処方して合計12mgの場合，590.4円+253.2円 = 843.6円となり，6mg錠2錠よりも9mg錠+3mg錠のほうが87.8円安い（笑）。

「うんうん，そんなわけねーだろ！」って1人ツッコミを入れてしまいました。でも，ここまで考えて処方していたらスゴいと思います。

おそらくですが，電子カルテで処方するときに，3, 6, 9と増やしてきて，12mgにするときに，9mg錠を削除して6mg錠×2錠とオーダーするのではなく，9mg錠の処方をそのまま削除せずに，3mg錠を追加して合計12mgした，ではないかと思います。患者さんが服用するのは2錠であることに違いはありませんもんね。

ユダン，ダメ，ゼッタイ！

精神状態が悪いのと同時に身体状態も悪く，レントゲンやCTを撮る必要がある，そんな入院患者さんに遭遇したことってありませんか？こんなときは鎮静をかけて放射線室までベッド移送することになると思います。

その鎮静をかける際にサイレース®（一般名：フルニトラゼパム）を静注することがあると思います。フルニトラゼパムはベンゾジアゼピン系では「『超』高力価」に該当する「最強」の鎮静催眠作用をもっています。その強力な鎮静催眠作用は，悪用防止のために錠剤に青色色素を添加した薬剤に変更されたことからもわかります。

しかし，この強力な鎮静催眠作用がときに，危険な副作用を招くことがあります。ベンゾジアゼピン系薬を静注した場合，呼吸抑制を起こすリスクが高まるのです。もちろんそんなことが起こらないように細心の注意をして静注を実施するのですが，やはり物事に絶対はありません。実際に患者さんが呼吸抑制を起こしたらどうしますか？　呼吸抑制を起こしたそのとき，アンビューバッグや挿管といった緊急時の技術も大事ですが，ベンゾジアゼピン系の拮抗薬を準備しておくことも大切なことです。知っておいてほしいベンゾジアゼピン系の拮抗薬，それがアネキセート®（一般名：フルマゼニル）です。

フルマゼニルの効果は「ベンゾジアゼピン系薬剤による鎮静の解除及び呼吸抑制の改善」です。使い方ですが添付文書には「初回0.2mgを緩徐に静脈内投与する。投与後4分以内に望まれる覚醒状態が得られない場合には更に0.1mg

を追加投与する」となっています。

フルマゼニルを投与しつつ，患者さんの呼吸状態が改善するのを観察するのですが，この呼吸状態が回復した後も注意が必要なんです！

呼吸状態が回復した患者さん，一生懸命対応したみんなが「呼吸戻ってよかったね」「呼吸抑制ってはじめて見ました」など片づけをしながらしゃべり始めます。そんなとき元麻酔科の医師から「まだ油断しちゃダメだよ！」と檄が飛びます。みんな驚いたように黙り込みます。「いや，怒ってるんじゃなくて……」と，医師が理由を説明し始めます。その油断しちゃダメな理由とは！　それは半減期に秘密があるのです。

フルマゼニルの半減期（$T_{1/2}$）は短く，効果の持続時間は15〜140分とされています。しかし，ベンゾジアゼピン系の注射剤であるフルニトラゼパムやジアゼパムの半減期はフルマゼニルの半減期よりも長く，患者さんの呼吸状態や意識が回復したあとも，フルマゼニルの効果が消失してベンゾジアゼピンの作用が再出現する可能性があるのです！　だからそれを念頭においた観察が大切になるのです。ユダン，ダメ，ゼッタイ！

薬物療法ってどうやって学べばいいの？

これはよく聞かれることなのですが，これは「気合」とか「根性」でどうにかなるものではありません。コツコツやっていくしかないのですが，だからといってやみくもに勉強するもの非効率な話です。

向精神薬にはいろいろな薬がありますが，ジ

ャンル分けからまずしていくといいと思います。抗精神病薬，抗うつ薬，睡眠薬……って感じですね。そして次に抗精神病薬なら定型薬・非定型薬に，抗うつ薬なら三環系，四環系，SSRI……という具合に。睡眠薬はベンゾ，非ベンゾ，それ以外というイメージです。

ジャンル分けしていくと，そのジャンルのなかで，たとえば抗精神病薬の非定型ならリスペリドン，オランザピン，アリピプラゾールとあることに気づくと思います。だいたいここで「何がどう違うんだよー」となるでしょう。ここでKi値や受容体の知識が助けになります。

ここから『メンタル・ステータス・イグザミネーション Vol.2』の積極的な出番です。全部読むのはたいへんなので，まずはKi値と受容体の関係性をざっとでいいので読む，概要をつかむということが大事になります。

次に，自分の勤務先でよく使われている薬や受け持ち患者さんが服用している薬がなんなのか，それを1つずつ調べるために，『メンタル・ステータス・イグザミネーション Vol.2』を辞書的に使う，という本の2段階活用が有効だと考えています。

そして学んだことをインプットしたのであれば，次はアウトプットが大事になります。アウトプットの基本はまず自分でまとめてみることですが，①相手に伝える，②仕事で使ってみる，ということを意識すると学びが非常に深いものになります。

①の「相手に伝える」ですが，こちらは以下の『CREC：Conclusion（結論），Reason（理由），Example（例），Conclusion（結論）』という方法で伝えるとよいでしょう。

これは報連相の場面でも活用できますので，

ぜひやってみてください。

②の「仕事で使ってみる」には，学んだことをまずは忠実にやってみること，しっかり観察して振り返りから教訓化することです。学んだ知識と実際の臨床との整合性を見ていくことが大事になります。

インタビューフォームですが，ページ数も多く，読むのもなかなか骨が折れるものです。私の場合はKi値などの薬理作用と時間に関する薬物動態のところから読み始めます。そして副作用の出現率を見ていきます。しかし，こちらも前述したとおり，概要をざっと読んで，あとから辞書的に知識の確認や学びを深めるために活用することがよいかと思います。最後にピーター・ドラッカーさんの言葉を紹介します。

「実践なき理論は空虚であり，理論なき実践は無謀である」

みなさんは臨床の現場で実践するチャンスはたくさんあると思います。理論と実践，片方じゃダメです。両方とも大事です。ぜひ薬物療法の学びを活用してくださいね！

〈引用・参考文献〉
1）武藤教志編著：他科に誇れる精神科看護の専門技術　メンタルステータスイグザミネーション Vol.1. 精神看護出版, 2017.
2）武藤教志編著：他科に誇れる精神科看護の専門技術　メンタルステータスイグザミネーション Vol.2. 精神看護出版, 2018.
3）医療情報科学研究所編：薬がみえる vol.1. メディックメディア, 2014.
4）浦部晶夫，島田和幸，川合眞一，伊豆津宏二編：今日の治療薬2021　解説と便覧. 南江堂, p.2021.
5）武藤教志：薬がわかればケアがスムーズに！押さえておけば必ず役立つ―せん妄の薬の使い方. 月刊ナーシング, 40(11), 2020.

座談会 訪問看護における薬物療法と医師とのコミュニケーション

訪問看護師は利用者への処方とどう向き合うべきか

　訪問看護の利用者にとって服薬は生活に少なからずの影響を与えるものだと思います。そして医師は可能な限り利用者の希望する生活スタイルに応じた処方を行っています。しかし現実には，かならずしも両者の意図が一致するとも限りません。そこで訪問看護師による（処方を巡る）調整・橋渡しが必要となります。今回の座談会では医師の処方と，利用者の希望する生活を可能な限り一致させていくような，訪問看護師の役割や支援方法について議論いただきます。

薬をめぐる利用者さんとの対話

　編集部　本特集は「処方を読み解き薬物療法レベルアップ」というものです。訪問看護の場合，病院に比べて医師とのタイムリーな連携がはかりづらい面があると思います。そうした条件において訪問看護で，特に薬物療法に関する医師とのコミュニケーションをどのように活性化させるか，その工夫についてお話していただきたいと考えています。まず最初に，利用者さんが現在出されている処方に対するなんらかの不満や不安を抱えている場合，訪問看護師としてどう対応していっているでしょうか。

　藤田　最初に，訪問看護における薬物療法に関して，基本的なスタンスを話しておきたいのですが。

　編集部　どうぞ。

　藤田　私の場合，薬ありきでは考えていません。まずはその利用者さんの歩んでいきたい人生があって，それを叶えるために必要に応じて薬を「使う」。これは精神医療全体についてもいえます。まずはその人の希望ありき，なのです。もちろん，どうしても薬が必要な人もいるのは事実です。薬を飲まないと自分を傷つけてしまうなどです。ただ，みずからの意思ではなく外から不本意に与えられ，"飲まされる"体験は，結局，不満として残ります。その人が成り立たせたい生活，叶えたい夢，なりたい自分。そのために使える道具としての薬や精神科医療

参 加 者

訪問看護ステーションりすたーと
（埼玉県さいたま市）所長
藤田茂治　ふじた しげはる

済生会鴻巣病院グループ訪問看護ステーション夢の実
（埼玉県鴻巣市）管理者
小田木 友　おだぎ ゆう

訪問看護ステーションスクラム
（埼玉県川越市）管理者
菊地嘉通　きくち よしみち

一般社団法人てとてリンクよこはま訪問看護ステーション
（神奈川県横浜市）代表理事
増子徳幸　ましこ のりゆき

訪問看護ステーションけあっぐ
（埼玉県吉川市）管理者
片山尚貴　かたやま なおき

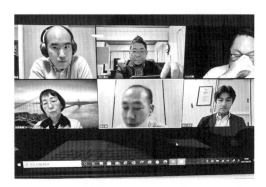

図1　座談会はオンラインで行われた

があるのです。決してその反対ではない。今日，集まっていただいたみなさんはそうした観点を共有しているメンバーです。

片山　そうですね。「薬を飲んでいれば，望む生活ができますよ」とは私は決して言いませんね。望む生活のために，その人のもつ選択肢（WRAP的にいえば「道具」）として薬があるわけです。その人自身の薬に対する思いであったり，希望，向き合い方を，かかわりの中心においています。そうした姿勢であれば，薬をめぐる対話も自然体でできるように思います。たとえば，こそっと「最近，実は薬を飲んでいなかったんですが，薬をちゃんと飲んだら調子がいいですよね。やっぱり飲んだほうがいいんですかね？」「そうなんですね，そのことには賛成ですよ」というように。

編集部　そうしたコミュニケーションができるようになるためには，訪問看護師と利用者さんの関係性のつくり方が肝ですね。

増子　そうなんです。そうした関係性にならなければ，薬に対する不安や不満も教えてはくれません。そのため，そうした言葉が聞かれた際には，基本的な姿勢として（これは服薬に限ったことではないのですが）その方が自身の抱

えている不満や不安を話してくれたことに対して「話してくれてありがとうございました」と感謝を伝えています。

編集部　不安や不満をこの看護師なら話していいと思ってくれたこと，そういう存在として認めてくれたことに感謝するということですね。

増子　そうですね。そうした関係性がつくれることが訪問看護においては重要です。そして，（服薬に関する）不安や不満の気持ちをどう変えていくかではなく，まずはそのネガティブな思いを対話を通じて掘り下げていく。まずはそこからですね。

編集部　そうした対話の際に念頭においていることはありますか。

増子　「問診」にならないようにすること。つまり，一方的に利用者さんから情報を引き出すような姿勢で対話をしないことです。対話は，基本的には，双方向のものだと思っています。そのため，自己開示という方法がとても重要だと私は考えます。訪問看護師としての自分が自己開示することで，利用者さんも自己開示してくれる。こちらがもう少し踏み込んで自己開示を進めると，相手もそれに合わせてもう少し深く自己開示をしてくれる。こうしたプロセスを慎重に踏んでいかなければ，互いがもつ相手の情報の量に差ができてしまい，権力に勾配が生じ，関係性は歪なものになりがちです。当然，フラットな関係性にはなり得ない。

藤田　いまの増子さんの話を聞いて思い出したことがあります。ある利用者さんに驚かれてたことがあったのです。その利用者さんは驚いたように次のように言いました。「藤田さんって私には何も聞かないですね。いままでの訪

問看護師さんは，自分のことを話さないで質問ばかりしてきて……あれはまるで"尋問"でした。この訪問看護師さんは自分の得たい情報だけを聞いてくるなって思っちゃって。でも藤田さんは何も聞かない代わりに，藤田さん自身のおもしろおかしい話をずーっと，楽しそうにしている。それを聞いているうちに，私もなんか話したくなって，思わず話しちゃったじゃないですか！」。こちらも思わず「え！　何か聞いてほしかったの？」と聞いてしまいました(笑)。

編集部　らしいっちゃ，らしいですね。

藤田　冗談めかして言っていますが，こうした関係性となれることによって，先ほど少し触れた，「どうしても薬が必要な人」と真剣に向き合うことができるのです。要するに，この『精神科看護』でも連載をもっている安保寛明さんが示してくれた「仲間」となることで，「どうしても薬が必要な人」に対して，「いま，あなたには薬が必要だから，飲んでよ！」と真っ向から言うことができる。

編集部　冒頭に話していただいたスタンスであれば選択しないような言葉が，「仲間」という関係だからこそ，使うことができる。

藤田　そうです。もし「仲間」という関係でない，看護師からそんな風に言われても，利用者さんは聞く耳をもってくれませんから。

看護師はどうやって橋渡しになるか

藤田　いま訪問している利用者さんから，薬に関する不安というか迷いを聞きました。この10年くらいずっと安定していて，その間，入院もしていない利用者さんです。最初は「服薬をやめたい」と仰っていましたが，ご本人の希望される生活について対話するなかで，「朝が眠いと，階段を降りるのが怖いから，薬をなんとかしたい」という思いに辿りつきました。そして「朝ではなくて夜にまとめて服薬するのはどうか」という結論になりました。ここからが今回の座談会のテーマに触れてくると思いますが，「では，このことを主治医にどう伝えるか」ということの検討になりました。こうした場合に，私が訪問場面でよくしているのが，「報告書を利用者さんと一緒に作成する」という方法です。「こうした表現だとどうだろう」「これじゃ伝わらないかもしれない」と一緒に考えていくのです。これは医師にもよりますが，「処方については医師の仕事だからこちらで考える」という姿勢の人もいるので，できるだけ「届きやすい，伝わりやすい」方法を模索していっています。

菊地　それはとても必要ですね。利用者さんの生活上の困り事がうまく医師に伝わっていないことで，利用者さんの望む生活とマッチしない処方になっている状況もあると思います。利用者さんと医師の橋渡し。訪問看護を通じて得た，利用者さんの生活の細部をていねいに伝えていくこと。これが訪問看護師の役割の1つなのだと思います。

藤田　小田木さんの所属する訪問看護ステーションは済生会鴻巣病院のグループに属します。そのため，医師とのコンタクトは比較的とりやすいと思いますが，どうでしょうか。

小田木　同じグループとはいえ，病院とステーションは事業所が異なるので，病棟のなかでのように電子カルテを通じて医師の利用者さんへの説明や，利用者さんからの医師への要望

は確認することはできないです。ただその代わり，利用者の希望に関して院内メールを活用して伝えたり，物理的にスタッフとの距離が近いので，ワーカーさんに利用者さんの希望を伝えて，それを電子カルテに記載してもらったりすることはできます。そういった意味ではグループ内でのやりやすさはあると思います。

藤田 医師に直接ではなくて，ワーカーさんを介して，医師とのコンタクトをはかる，という方法ですね。

菊地 ただ病院によっては「直接医師に話をしてください」と言ってくれる場合もありますね。ですから「この先生に関してはワーカーさんを通じて連絡」「この先生だったら直接連絡」というように，おのおのの病院や医師の方針を理解しておかなければいけないと思います。

そのうえで，ちょっとした工夫としてたとえば利用者さんの希望なりをワーカーさんに伝える際に，受診日のその朝にワーカーさんに電話して，「今日，〇〇さんの受診の日なのですが，△△の点について心配されています。よろしくお願いします」と伝えておくと，場合によってはワーカーさんも診断の席に同席してくれて，「訪問看護からこういう情報が入っています」と口添えしてくれることもあります。

小田木 そういったやりとりが多くなってくると，ワーカーさんのほうからも「今日，あの利用者さん，受診に来なかったけど大丈夫ですか」と連絡をくれるようになったりしますね。やはり医師は忙しかったりするので，まわりのスタッフとの関係性を着実に築いていくことが必要ですね。幸いなことに当ステーションは病院併設のステーションのため，ご本人を取り巻くさまざまな職種と迅速な情報共有ができてい

ます。

藤田 それはありますね。私の場合，よく飲みに行ったり，釣りに行ったりして，ざっくばらんな話ができるようになった医師から指示書をもらうことが多いので，直接「あの利用者にこの薬はおかしいんじゃないのー」と言えたりすることが多いのですし，医師以外でも福祉事業所によく出向いて一緒に食事をとったりして，いつでもこちらの意見を伝えられる状態にしているので，そのあたりは楽といえば楽です。ちなみにこうしたことは，埼玉県精神科アウトリーチ研究会が主催する多職種の集う事例検討の効果でもあります。

ただ，みんながそれをできるかといえばできないし，こんな私でも「この支援者のキャラクターでは気軽に直接的に伝えることはできないな」という関係機関先は当然あります。

編集部 藤田さんでも。

藤田 それはそうですよ。話題を戻します。片山さんはどうやって「橋渡し」をしていますか？

片山 私が担当している利用者さんで，若干コミュニケーションを苦手としている人がいます。「……先生にこれこれこうだと説明されたら，『はい』というしかありません……」といった具合です。でも実際問題，本人は生活上の困り事を抱えている。どうしたものか，と思案して，診察の場面で医師に伝えることをメモすることを始めました。〈頭がザワザワする〉〈昼間，眠くなってしまう〉〈向かいのアパートから見られている〉といったような内容のメモです。結局，医師には伝えられなかったようですが，診察時に同席した看護師には伝えられたようで，薬が調整がなされました。眠気のほうは

うまく改善されてはいないけれど，ザワザワ感はなくなったということです。大事なのは，ご本人がみずからの言葉で伝えることで，薬が調整され，体感的にも「変わった」という自覚を得られることです。「自分自身のいまの希望を伝えてもいいんだ，伝えたら変わるんだ」という体験が得られることは，その人が治療に向き合うことにおいて重要だと考えます。

小田木 ただ，ある利用者さんは箇条書きをしたメモをつくって，それを医師の前で読みあげたら，いつもの5分の診察が1分で終わったといっていました。「読みあげたら，診察が終わった」と。こうなってしまうとちょっと残念ですよね。

片山 ああ，そういったこともあり得ますね。あと一歩，「伝え方」の工夫を考えていかないとならないでしょうね。

編集部 先ほど藤田さんからちらっと報告書の話に触れましたが，何か工夫されていることはありますか？

藤田 私の訪問看護ステーションではオリジナルの報告書を使っています。「読んでもらうための報告書」です。いくらたくさん情報を盛り込んだとしても，忙しくしている医師が読んでくれてないと意味がありません。そのためには端的で，読み手にアピールするものでないとなりません。先ほど述べたように利用者さんと一緒に制作して"生の声"が伝わるようにしています。どうしても書き慣れていないと，「これも伝えておかないと」と不安になって文字数も多くなる。睡眠のチェックにしても，チェックだけでなくて，「中途覚醒あり云々」と書いてしまう。特にその睡眠の乱れが症状悪化のサインだというわけでもないのにです。そうした報告書は自分でも読みたいとは思わない。忙しい医者にとってはなおさらだと思います。いかに伝わるか，いかに読んでもらうか。それにこだわっています。

読む人の気持ちを考えてみると，毎月毎月，特記事項にびっしりと情報が書かれていたら，むしろ"特記"であることのシリアスさが減ってしまいます。むしろ毎月の報告書の情報は必要最小限にとどめ，「本当に伝えなければならないこと」がある月には満を持して書く。しかも端的に。これに加えて，日常生活のなかでの目に見える変化—「回数」などの数字の変化，たとえば入浴が1週間で3回から2回になった，食事が週6回は自炊していたのが，3回になってその代わり中食が増えて，などを示すことで，医師は利用者さんの生活をありありイメージでき，必要とあれば治療の方針に変更を加えることができます。

訪問看護の存在による
医師の不安のシェア

増子 私の場合……，これは工夫でもなんでもないかもしれないのですが，とにかく積極的に受診同行して医師と話すようにしています。無理くりにでも時間を調整して。そのときの伝え方は，状況によって変えています。

処方に関する問題でいちばん言われるのが，多剤大量処方です。こうした処方となってしまうのは，結局のところ，医師の不安に由来するのだと思います。つまり次の受診までの何週間に何事か問題が生じてしまったらどうしよう，その間は薬で"抑制"しておかないといけない

……という不安です。そんなときには，私の場合，大量の処方に関して利用者さんと一緒に「たぶんこの先生，○○っていう不安をもっているんだよ。だからこれだけの薬の量になってしまうんだね。だから，その不安を和らげてあげるために，こんなときにはこう対処しますって伝えることができれば，薬の量は半分になるんじゃかな」というような対話をしています。ただそれを利用者が伝えられるかといったらなかなか難しいところもあります。だからこそ，一緒に診察に出向く。もちろん診察場面で私が前面に立ってということではなくて，後ろで控えている。何かあれば，適宜，言葉を挟むようにしています。

菊地 受診に同行して，看護師の姿を医師が見せることで，「訪問看護が責任をもって入っているので，先生，過度な不安は抱えなくて大丈夫ですよ」というメッセージは伝えられますね。

増子 そうですね。とにかく，必要以上に医師が1人で背負い込み過ぎているきらいは感じています。「何か起きたら自分のせいだ」というように。だから薬を減らすという選択を躊躇する。医師，訪問看護師をはじめ地域生活を支える支援者，ご本人，みんなで責任を少しずつシェアしようということを共有できれば，時折みられる不合理な処方に関してもずいぶんと減っていくように思うのです。

編集部 当事者も含めてかかわるすべての人たちが相互に信頼しあう，とも言いかえられますね。

小田木 お話を聞いていて，処方をめぐる連携は本当に医師のキャラクターによると感じます。当院の先生の場合，多くは単剤処方です。

経過が長い人の場合，薬が増えてしまいがちだと思いますが，そうしたケースでは減薬がはかられることが多いです。

片山 とにかく，処方をめぐっては，それぞれの医師の考え方やキャラクターに大きく左右されますね。増子さんの言われた（多剤大量処方の背景にある）医師の不安という観点も実感的に理解できますし，逆にこちらの意を汲んでくれる医師もたくさんいることも事実です。

ある利用者さんは，外来にもいけず，いつも家族が薬をもらってきていました。2回くらい措置入院の経験のある利用者さんで，遠方で警察に保護されることもしばしばあった。だからご家族は，なんとしてでも薬を飲ませたい。「看護師さんからも薬を飲むように言ってください」と何度も言われました。しかし，利用者さん本人は自己調整をしながらも，服薬していることは服薬している。このことを医師に伝えると，「どうにか薬を飲んでくれているんだから，できるだけそれを続けるようにかかわってください」という方針が出されました。私たち支援者としても，利用者さんの希望に反して「絶対に服薬！」というようなかかわり方だけは避けたいと思うので，こうした医師の姿勢はありがたいものです。医師としても服薬が不安定なことを見越して，多少，多めに出しているようです。

編集部 訪問看護を信頼している医師に思えます。いわゆる利用者さんの示す「問題行動」は訪問看護でのかかわりを通じておさえられるはずだと。

片山 そうですね。医師に保証してもらえている感覚はあります。こちらも医師の意図は汲み取ってなんとか支援を続けられています。も

ちろんご家族の抱える不安にも向き合うことも同時に行っていかなければなりませんが。

利用者さん本人の主体性を取り戻すために

編集部 医師の処方は客観的に適正。しかし利用者さんのほうが薬に対して不安を抱いているというケースの場合，医師の処方の意図をうまく翻訳する作業が必要と思います。

小田木 そうですね。指示書などには処方について医師の見解が書かれていたりしますが，利用者さん本人がその意図を理解しきれていないという場合があります。「先生はこうした意図で，出したみたいだよ」と伝えられるといちばんいいですね。

増子 医師の処方を翻訳して伝えようとするとき抑えておきたいのは，医師の処方の意図をひもときつつ，利用者さんの世界で生じていることもひもとくことです。その作業をせず一方的に医師の意図を伝えたところで，利用者さんに受け入れてもらえるはずもありません。抽象的な言い方となってしまいますが，「医師の世界で考えている処方の物語と，利用者のもっている物語がうまく結びつくように，伝える」というものです。

ごく単純にいえば次のようなコミュニケーションとなります。

たとえば利用者さんは宇宙からのビームに晒されて困っていると話してくれたとします。この利用者さんが感じている宇宙からのビーム（による被害）は，誰がなんと言おうが，リアルなものです。このとき「この薬はもしかしたら宇宙からのビームを軽減するような，そういう効果があるようです。先生はあなたが受けているビームを減らすためにこの薬を出したんじゃないかと思います」と伝えます。「ほかの人がこの薬を飲んだときに，その人は宇宙からのビームじゃなかったけど，どこかからの攻撃がちょっと収まったというのを私は見たことがあります」とつけ加えてもいいと思います。そう伝えたうえで，そのうえで，飲む飲まないはその人の選択。前提として，利用者さんの物語を無視して医師の考えを一方的に翻訳するだけだと難しい。

編集部 なるほど。

増子 難しく言ってしまいましたが，もっとカジュアルに「処方の読み解き」を利用者さんと一緒にやったりもしています。この作業がおもしろいんですよね。利用者さんとスマホ片手に，「えーとこの薬の効能は……」とか「あの先生の性格からすると，そうね，この処方になるだろうね」とか（笑）。話ながら関係をつくるみたいな。「翻訳」とは離れますが，そうしたふうにも医師の処方の意図を共有したりします。

そうした話の流れで，この先生とのつきあいはどうですか？　ずっとおつきあいできますか，という話もしたりします。これは医師の無謬性，つまり医者は間違いを犯さない，いつでも正しい（だから処方も正しい）という前提について，利用者さんに客観的に考えてほしいという思いがあるからです。利用者さんのもつ医師のイメージを揺り動かす，といったら大げさですが，治療においては自分が主体であることを自然に意識してほしいからこそ，「いまのお医者さん，どう？」と聞いたりすることがあります。

編集部 「治療においては自分が主体であること」。これが現状の精神医療ではおろそかにされがちなのは，これまで多く指摘されていることです。

増子 知らず知らずのうちに，私たち支援者が利用者さんより上の立場になっている。本来，そんなことはないはず。薬の話とはズレますが，その治療やその訪問看護を受け入れるか否かは本人の自由な選択にゆだねられるべきことです。これは構造的です。しかしその構造からいかに自由になるのか，いかにヒエラルキーを崩せるか，私はその点に関心をもっています。

藤田 自分に合う医療や支援を選択できる，利用できるという感覚を，ご本人自身がしっかりともつことができるようにサポートしていくこと。これは訪問看護師に限らず精神科医療に従事するすべての支援者がしっかりと考えておくべきことです。

小田木 診察のときに人気のある医師の場合，予約しているのに2時間待つこともあると聞きます。やっと自分の番になったときに，あきらかに先生に疲労の色がみえる。そうすると「自分は短くしてあげよう」と思うのだそうです。現実は，利用者さんは医療に対してとても気を遣っている。

編集部 その気遣いや優しさを当然視してしまうことで，患者・利用者さんの思いというものが二の次になってしまうのは容易に想像することができます。今回は「訪問看護における薬物療法と医師とのコミュニケーション」というテーマでしたが，やはりというか「関係性」というキーワードが出てきました。「関係性」の語られるところでは常に「権力性」の問題がつきまといます。最後に話題となった「主体を利用者さんに戻す」というのはまさに知らぬうちに固定化されている「権力性（あるいは権力の勾配）」への抗いだと思います。本日はありがとうございました。

〈終〉

地域生活支援の見学実習が及ぼす学生の精神障がい者へのイメージの変化

三木理絵
みき りえ
社会医療法人誠光会草津看護専門学校（滋賀県草津市）専任教員

精神障がい者へのイメージの変化はどのように生じるか

2004（平成16）年に厚生労働省が精神保健医療福祉の改革ビジョンを提示して以後，精神科医療では地域移行支援が拡大してきている。安保は，看護師基礎教育において地域移行を導入することは，精神保健医療福祉に従事する看護師の育成や精神障がい者の地域移行について理解を深めることに寄与すると述べている[1,2]。草津看護専門学校（以下，当校）の精神看護学実習においても2014（平成26）年度から地域生活支援センターでの見学実習，訪問看護の同行訪問実習をそれぞれ半日ずつ取り入れている。地域で生活する精神障がい者と直接かかわることで，疾患をもちながらも地域でどのように生活しているのか学ぶ実習となっている。

しかし，看護学生の精神障がい者へのイメージや不安に関する先行研究も多く，精神障がい者への偏見があることも多く報告されている。中島らは，ネガティブなイメージや社会的距離の改善には，病院実習での経験が特に有効であると述べているが，社会復帰施設での実習による精神障がい者へのリカバリーも含めたイメージ変化などを検証した研究はほとんどない。

以上のことから，本稿では，学生の精神障がい者へのイメージの変化に焦点をあて，当校の精神看護学実習における地域生活支援センターと訪問看護の実習の経験を通じて，精神障がい者へのイメージがどのように変化するのか調査した結果を紹介する。実際に地域で生活する精神障がい者と直接かかわることが，病院実習のみの学びでは得にくい「生活を営む人」としての認識につながるのであれば，精神障がい者へのイメージに大きな変化をきたすと考える。そのような結果が得られれば，従来の精神看護学実習のあり方を検討する機会にもなり得ると考えた。当校の精神看護学は，2年次の講義の時間数のなかで精神科病院見学を行った後，精神疾患や看護を学ぶとともに，ピアサポーターの体験の語りを聞く機会も設けている。そのうえで3年次の実習に臨んでいる。

調査の概要

調査は3年課程看護専門学校生39名のうち，研究の趣旨に同意を得られた者を対象にして精神看護学実習期間中3回の調査を実施した。1回目は精神看護学実習前（以下，実習前），2回目は実習中の地域生活支援センター・訪問看護実習の実習直前（以下，訪問実習前），3回目は地域支援センター・訪問看護見学実習の直後（以下，訪問実習後）に調査した。北岡らの精神障害に対する態度（短縮版AMD測定尺度）

表1　短縮版AMD測定尺度の精神障がい者に対する社会的距離とイメージ

		度数	平均値	標準偏差	自由度	F値	有意確率	多重比較（Tukey）
社会的距離	実習前	39	1.6	0.6	2,109	8.8	<.01	実習前＞訪問実習前≒訪問実習後
	訪問実習前	37	1.3	0.4				
	訪問実習後	36	1.1	0.6				
イメージ	実習前	39	1.7	0.5	2,109	32.9	<.01	実習前＞訪問実習前＞訪問実習後
	訪問実習前	37	1.2	0.5				
	訪問実習後	36	0.9	0.4				

＊＞は5％水準以下での有意な差，≒はn.s.を示す。

3) を用い，匿名性の観点から無記名の調査票から回答を得た（表1，2）。また，ほかの先行研究の地域移行支援・地域生活支援実習における学びや当校の過去の訪問看護実習，地域支援センター実習の学びのレポートから関連する以下の7項目を追加した。①精神障がい者自身が自己のコントロールができる，②自分にとって精神障がい者は身近な存在である，③地域で生活することは困難，④周囲に理解してもらいにくい，⑤作業を継続できる力がある，⑥日常生活への意欲がある，⑦他者と交流する。上記すべての項目に対して，4段階（3．そう思う，2．まあそう思う，1．あまりそう思わない，0．そう思わない）とした（表3）。結果の詳細は下記の表をご覧いただきたい。

イメージの変化がみられる
―調査の結果から

結果から特筆すべき点として，まず社会的距離，イメージともに肯定的に変化していたが，社会的距離のみ訪問前後の変化は見られなかった。また，項目によって異なる内容もあり，訪問実習よりも精神障がい者とかかわる時間が長く，かつ患者数が多い病棟実習の影響が大きいことが考えられる。

次に精神障がい者に対するイメージについてである。イメージについては，「善悪の判断がつけられない」「何をするかわからないので危険である」「行動が理解できないことが多い」「突然理由もなく，人に乱暴したり傷つけたりすることがある」の項目で訪問前後のみ有意差がみられなかった。これは病棟の実習で効果が得られていることが考えられる。精神障がい者とかかわる時間が長く，かつ多くの患者とかかわる機会が多い病棟実習の影響が大きいことが考えられる。また，実習前の平均値に着目すると，項目によってはすでに社会的距離やイメージが低い状態で実習に臨んでいることがわかる。このことについては，当校の精神看護学の講義の中で精神科病院の見学と精神障がい者とかかわる機会がある。さらに，講義のなかでピアサポーターの体験を聞く機会もある。これらの機会が，実習前に精神障がい者へのイメージに影響していると考えられる。中島ら4) は，イメージと社会的距離の調査を講義前，講義後，

表2　短縮版AMD測定尺度の精神障がい者に対する社会的距離とイメージ

項目	調査時期	平均値	標準偏差
見合い話があったらしてみてもよい	実習前	2.64	0.537
	訪問実習前	2.19	0.739
	訪問実習後	1.86	0.845
何をするかわからないのでこわい	実習前	1.9	0.718
	訪問実習前	1.32	0.784
	訪問実習後	0.83	0.664
善悪の判断がつけられない	実習前	1.74	0.85
	訪問実習前	1.22	0.787
	訪問実習後	1.06	0.639
暴れたり，興奮している人が多い	実習前	1.79	0.695
	訪問実習前	1.35	0.633
	訪問実習後	0.94	0.639
犯罪を犯しやすい	実習前	1.28	0.916
	訪問実習前	0.97	0.687
	訪問実習後	0.8	0.584
隣りに住んでもかまわない	実習前	1.77	0.931
	訪問実習前	1	0.782
	訪問実習後	1.14	0.81
何をするかわからないので危険である	実習前	1.69	0.8
	訪問実習前	1.16	0.646
	訪問実習後	0.94	0.639
突然理由もなく，わめき散らすことがある	実習前	2.23	0.742
	訪問実習前	1.54	0.836
	訪問実習後	0.89	0.758
恋愛することもあるかもしれない	実習前	2	1.17
	訪問実習前	1.78	1.031
	訪問実習後	1.71	0.987
従業員として雇ってもかまわない	実習前	1.72	0.826
	訪問実習前	1.33	0.793
	訪問実習後	1.09	0.781

項目	調査時期	平均値	標準偏差
結婚することもあるかもしれない	実習前	2.31	0.95
	訪問実習前	2.11	0.809
	訪問実習後	1.83	0.923
友達になってもよい	実習前	1.05	0.887
	訪問実習前	0.86	0.887
	訪問実習後	0.77	0.877
一緒に働いてもかまわない	実習前	1.18	0.854
	訪問実習前	1.05	0.848
	訪問実習後	0.77	0.77
普通に近所づきあいは続けたい	実習前	1.26	0.91
	訪問実習前	0.95	0.621
	訪問実習後	0.66	0.765
行動が理解できないことが多い	実習前	2.1	0.641
	訪問実習前	1.59	0.725
	訪問実習後	1.35	0.734
できるだけ人里離れたところに精神病院を建て，隔離収容されるべきである	実習前	0.77	0.81
	訪問実習前	0.43	0.555
	訪問実習後	0.31	0.471
突然理由もなく，人に乱暴したり傷つけたりすることがある	実習前	1.49	0.97
	訪問実習前	1	0.782
	訪問実習後	0.63	0.547
精神障害者のための施設が，自分の住む地域につくられてもかまわない	実習前	1.56	0.912
	訪問実習前	1	0.816
	訪問実習後	0.8	0.797
大丈夫そうに見えても，いつ何をするかわからない	実習前	2.18	0.683
	訪問実習前	1.54	0.65
	訪問実習後	1.06	0.591
その仕事をすることができ，給与が妥当ならば精神病院で働いてもかまわない	実習前	0.62	0.782
	訪問実習前	0.62	0.828
	訪問実習後	0.8	0.933

表3　追加した項目

調査項目	調査時期	平均値	標準偏差
精神障がい者自身が自己のコントロールができる	実習前	1.26	0.751
	訪問実習前	1.68	0.747
	訪問実習後	1.8	0.584
自分にとって精神障がい者は身近な存在である	実習前	1.41	1.186
	訪問実習前	1.62	1.037
	訪問実習後	1.89	1.078
地域で生活することは困難	実習前	1.21	0.656
	訪問実習前	1.22	0.672
	訪問実習後	0.91	0.781
周囲に理解してもらいにくい	実習前	2.54	0.72
	訪問実習前	2.46	0.65
	訪問実習後	2.26	0.78
作業を継続できる力がある	実習前	1.46	0.756
	訪問実習前	1.62	0.681
	訪問実習後	1.97	0.618
日常生活への意欲がある	実習前	1.31	0.766
	訪問実習前	1.92	0.924
	訪問実習後	2.11	0.676
他者と交流する	実習前	1.46	0.682
	訪問実習前	1.84	0.688
	訪問実習後	2.11	0.758

実習後の3時点において比較したところ，講義で正しい知識をもつことで，イメージが変化し，実習後には社会的距離も近くなり，好意的な態度変容が認められたと述べている。本研究の結果からも講義での正しい知識のなかに，実際の精神障がい者とかかわる機会を設けることの効果は大きいと考える。

「自分にとって精神障がい者は身近な存在である」「地域で生活することは困難」「周囲に理解してもらいにくい」は，いずれも有意ではないが，特に訪問前後の平均値の変化が大きい結果となっている。訪問実習によって学生にとって精神障がい者は身近な存在となり，地域生活は困難ではなく周囲からの理解もあるという思いが出てくると考えられる。また，訪問実習によって，周囲に理解してもらいにくいというイメージは改善している一方で，学生のなかで精神障がい者の生きづらさをあらためて感じる機会となっていることが考えられる。

実習だけでなく，講義においても，実際の

精神障がい者とかかわる機会を設けることで，学生の精神障がい者のとらえ方にも影響するため，精神看護学の一連の授業科目をとおして，精神障がい者へのイメージが変化すると考えられる。

スティグマの減少をめざしていくために

　講義のなかの病院見学は，はじめて精神障がい者とかかわる経験であり，どの時期であるかが重要である。当校では，精神看護学の開始時期に講義の時間数のなかで病院見学を行っている。実際に精神障がい者と直接かかわったことがない段階では，固定観念にとらわれたイメージのみであるため，講師や教科書から精神疾患などについて学ぶ前にいったん学生自身が直接的なイメージをもち，そのイメージの後に知識が加わることで，実際に近い学びができる。中島ら[4]が述べる正しい知識のなかに，机上の学習だけではない，直接的な体験学習の機会を設けることも効果的と考えるため，カリキュラム改正の動きのなかで履修形態を検討していくことも必要である。また，従来の病院実習では，1人の受け持ち患者と時間をかけてかかわることで患者—看護師関係構築を学ぶ。その過程のなかで，疾患だけではない側面，たとえば生きてきた背景や発症のきっかけなどを知ることでとらえ方が大きく変わると思われる。さらに地域生活支援実習では，比較的症状が安定している精神障がい者とかかわり，そのなかで精神障がい者の実際の悩みに触れたとき，自分たちと同じ生活を営む人としての認識に変化していることが考えられる。ただし，病院実習と大きく異なるのは，短時間のかかわりであるため，一側面の理解にとどまっていることである。このことは，結果が有意でない要因である。そのため，実習において，地域で生活する精神障がい者とかかわる機会を増やすことが，精神障がい者へのイメージに変化をきたし，とらえ方が変わることにつながる。現在当校では，実習の中盤以降に半日（1〜3件）の訪問実習を行っているが，病院実習の前に訪問実習を行うことで，地域での生活は可能であるということを知ることができる。この学びが病院実習でかかわる精神障がい者に対して，リカバリーのイメージがもてることにつながることも予測され，実習中にかかわる姿勢にも影響を与えると考える。また，実習指導のあり方も重要だ。実習中に学生がとらえた現象に対し，精神障がい者のこれまでの経過やおかれている状況を追加説明することで，学生が感じた印象を広げる，もしくは変えることにつながると考える。イメージは，その人がみえている範囲で感じるものであり，「みえ方」を変える指導が重要となってくる。

　精神障がい者のスティグマの問題は，周囲がもつスティグマと精神障がい者自身が抱えるスティグマの相互作用である。これらは，精神障がい者のリカバリーを妨げる要因となり得る。スティグマの減少をめざすうえで必要なことは，まずは支援者のイメージの変容である。これらは，実際の体験でしか得られないものと考える。そのため，コロナ禍でもオンラインなどを活用し，精神障がい者とのかかわる機会を基礎教育のなかでいかに設けるかが課題となってくる。

〈引用・参考文献〉

1）一般社団法人日本看護学校協議会：平成28年度看護師等養成所の管理・運営等に関する実態調査.

2）安保寛明：長期入院精神障害者の地域移行への理解を深める看護学教育の試み. 山形保健医療研究　山形県立保健医療大学紀要, 19, p.19-26, 2016.

3）北岡（東口）和代, 谷本千恵, 林みどり, 栗田いね子：看護学生の精神障害者への態度の変化—講義前から実習後にかけての変化の検討. 日本精神保健看護学会誌, 12(1), p.78-84, 2003.

4）中島充代, 梅津郁美：看護学生の精神障がい者に対するイメージと社会的距離の変化—精神科経験と講義・実習の影響. 大阪信愛女学院短期大学紀要, 44, p.13-18, 2010.

5）小坂やす子, 文鐘聲, 徳珍温子, 山本純子：精神看護学実習地域活動支援センターにおける学生の体験実習の成果. 日本看護学会論文集　看護教育, 41, p.236-239, 2010.

6）大賀淳子：多様性をめざした精神看護学実習—訪問看護実習の意義. 大分看護科学研究, 4（2）, p.48-52, 2003.

7）石橋照子, 大森眞澄, 松谷ひろみ：精神障がい者のエンパワメント支援を学ぶための教育プログラムの検討—社会復帰施設でのフィールド学習における学びの分析から. 日本医学看護学教育学会誌, 26(3), p.61-69, 2018.

8）小坂やす子, 文鐘聲：精神看護学実習における精神障がい者との接触経験と臨地実習前後の偏見に対する影響. 日本看護科学学会学術集会講演集, 32, p.349, 2012.

精神看護出版の本

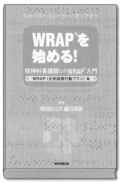

リカバリーストーリーとダイアログ

WRAP®を始める！
―精神科看護師とのWRAP®入門　第2弾

● WRAP（元気回復行動プラン）編 ●

A5判　296頁　2色刷り
2018年6月刊行
定価2,200円
（本体価格2,000円＋税10%）
ISBN978-4-86294-060-5

【編著】増川ねてる
（アドバンスレベルWRAPファシリテーター／特定非営利活動法人東京ソテリア ピアサポーター）

藤田　茂治
（訪問看護ステーションりすたーと所長／WRAPファシリテーター）

『WRAP®を始める』待望の続編ついに刊行！

『リカバリーのキーコンセプトと元気に役立つ道具箱編』の発刊から2年あまり……。ついに、続編である『WRAP（元気回復行動プラン）編』が刊行となりました。本書で紹介しているのは6つのプラン（日常生活管理プラン・引き金のプラン・注意サインのプラン・調子が悪くなってきているときのプラン・クライシスプラン・クライシスを脱したときのプラン）。これらのプランは前書で紹介した「道具箱」を使いこなしていく仕組みです。WRAPは自分のトリセツ（取扱説明書）、それを作るかどうかは皆さん次第、でも作ってみると、きっといまとは違った世界が見えてくるはず。

●本書の目次●

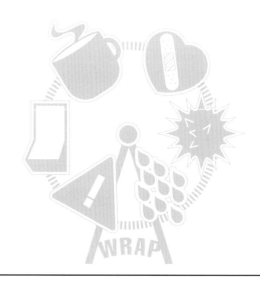

どん底からのリカバリー
WRAP®を使って。

第20回 ▶ 2つのクライシスプラン？①

アドバンスレベルWRAP®ファシリテーター
増川ねてる ますかわ ねてる

みなさん，こんにちは。4月の下旬に入ろうかということろ。大阪でコロナの感染者が6日間連続で1,000人を超えているという報道があったのが今日です。みなさんが，これを読んでいるいまは，どんな日なのかなと思いながら，パソコンに向かいました。

前回まで3回にわたって，「2つのリカバリー？」ということでお話をしてきました。問いは本誌で連載をされている武藤教志さんからの，下記の問いに向き合いました。

> Q15
> しかし，そもそもリカバリーって，「パーソナル・リカバリー」の意味だったのに，どうしてわざわざ「臨床的リカバリー」をもち出して区別するようになったのでしょうか。

この問いには英国と米国の文献をひもときながら，私の体験もあわせて紹介しました。

さて今回は，「2つのリカバリー？」に続いて，「2つのクライシスプラン？」がテーマです。

今回も，長くなりそうな予感がします。1月では終わらないことを前提にお読みいただければと思います。実はこの2つの「クライシスプラン」の話も，US起源，UK起源の話につながり

ます。つまり先月書いた「セルフヘルプのUS」「制度でサポートのUK」の話です。このことを頭の片隅において読んでいただけると，なるほどね！ と合点しやすくなると思います。では，始めましょう！

2つの「クライシスプラン」？

寄せられた問いは，次のものです。

> Q16
> WRAPでいうクライシスプランと医療観察法のクライシスプランて，何が違うの？

これは，編集部に届いた問いなのですが，僕がかかわってきたそれぞれの現場の方からも上記質問をよく受けました。また，「医療観察法のクライシスプラン」との混乱を避けるために，WRAPにおいては「クライシスプラン」という言葉を使わないことにしてWRAPクラスを運営したことがありますし，「患者さんだけでなく，スタッフも混乱します」とよく言われます。

では，この「2つのクライシスプラン」。これはそもそもが別ものなのか。同じものが展開に

表1 「クライシスプラン」を時系列に編年体的に整理

2005（平成17）年：医療観察法施行
　→クライシスプランが作成されるようになる
2006（平成18）年：WRAPファシリテーターの来日
　→クライシスプランを含む「WRAP」が紹介され，「WRAP」作成の取り組みが始まる
2007（平成19）年：WRAPファシリテーター養成研修が開催され，日本での「ＷＲＡＰクラス」が始まる
2011（平成23）年：『精神科臨床サービス』《今月の特集：安全・安心の精神科臨床サービス─どこでも役立つリスク軽減の方法と実践》で，"2つの「クライシスプラン」"が同時に紹介される。
2012（平成24）年：医療観察法病棟での「WRAP」の取り組みが始まる
　→"2つの「クライシスプラン」"が，1つの現場におかれることになる

よって違う形になったものなのか？　結論から言うと「2つのクライシスプラン」。これはそれぞれが別ものです。まず，出自が違います。生まれた国がそもそも違っているのです。

違う起源の「クライシスプラン」

まず，医療観察法のクライシスプラン。こちらは，イギリス生まれの日本育ち。オリジナル（イギリスでのもの）は，「JCP（Joint Crisis Plan）」[1]と呼ばれるものです。Jointが，キーワードです。それが，日本に入って来て，現在進行形で研究開発が行われ，医療観察法領域以外でも活用が拡大しています。医療者の方が，患者さんに提供し，クライシスに備えることをしています。

それに対して，WRAPのクライシスプラン。こちらは，アメリカ生まれのアメリカ育ちで，日本でもそのままで使っています。そして，2016年のメアリーエレン・コープランドさんの本[2]では，「クライシスプランorアドバンスディレクティブ」とも紹介されているものです。

アドバンスディレクティブが，キーコンセプト。僕も使っているのがこれで，WRAPユーザーの人たちはこれを（必要に応じて作成し）サポーターに託して，クライシスに備えることをしています。

それぞれ，「医療観察法のクライシスプラン」はイギリスのJCPを参考に医療観察法を日本に導入を考えた，主に専門職の人たちの手によって日本に持ち込まれて発展し，「WRAPのクライシスプラン」は（WRAPの一部として），WRAPを日本に導入しようとした，主に当事者たちの手によって，日本で展開をしてきました。時系列に，編年体的に整理をすると表1のとおりとなります。かかわった人たちを軸に，紀伝体的に整理をすると図1のようになるかと思います。

違いは，出自（生まれた国）と，日本に持ち込まれたときの目的と，持ち込んだ人たちというところにあります。また，「WRAPのクライシスプラン」は，オリジナルのままで日本でも使用されていますが，「医療観察法のクライシスプラン」は「JCP」が日本で独自の発達を遂げていまにいたっています。

そして，「JCP」は，「Joint」がついていることからも，「支援者」と「対象者」がともにつくるということに，「前提」があります。それに対して，「WRAPのクライシスプラン」がもつ前提は，「本人が自分の意志でつくる」ことにあります。なので，「誰とつくるか」「誰がもっているか」も「本人が決める」ことになり，「支援

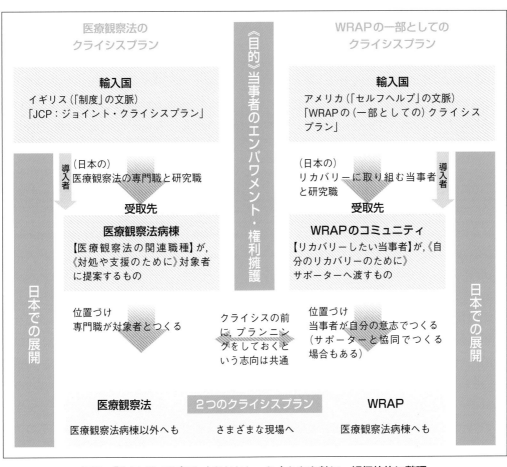

図1 「クライシスプラン」をかかわった人たちを軸に，紀伝体的に整理

者」と「当事者」がともにつくるということは，「前提」とはされていません。(「前提」は，「本人が自分の意志でつくる」にあります)。とはいえ，「クライシスプラン」を使うのは，(本人ではなく) サポーターですので，「WRAPのクライシスプラン」においても，実際には共同でつくることもあり，事前の合意形成，変更された際にはそれを関係する人に共有しておくことが「good idea」として紹介されています[3]。

つまり，大きな違いは，その前提です。

• 「医療観察法のクライシスプラン」はイギリス起源で，専門職が当事者と協同でつくるのが前提。

• 「WRAPのクライシスプラン」はアメリカ起源で，当事者が自分の意志でつくるのが前提。

そして，「制度でサポートのイギリス」「セルフヘルプのアメリカ」という大前提があります。また，イギリスにおいては「イギリスで病院を退院する際は，どのような形でアフターケアをするのかを，計画として出さなくてはいけない」[5]ことになっているという事情があります。

2つの「クライシスプラン」の共通点

「違い」を起源から観ていきましたが，もちろん「共通点」もあります。それは，そもそもの目的です。「ICP（あるいは，医療観察法のクライシスプラン）」も「WRAPのクライシスプラン」も，そもそもの目的は，〈当事者のエンパワメント・権利擁護〉だと思います。つまり，自分の適切な意思を機能させるのが困難な「クライシス状況」に備えて作成しておくもの。それが「クライシスプラン」です。つまり，クライシスに陥ったときの，対処法や意思決定のプロセスを「見える化」させておくのが「クライシスプラン」だということ。このことを教えてくれたのは，「ING」というキーワードです。

医療観察法のクライシスプラン（オリジナルのJCP）にしても，WRAPのクライシスプランにしても，原文をあたれば必ず出てくるのが，「ING」という表記。つまり単純に，「crisis plan」って書いてあるだけでなくて，「crisis planning」と書いてあるものに出会います。僕はWRAPのユーザーであり，「WRAPファシリテーター」を仕事にしているので，「WRAP」の本を読むことが多いのですが，WRAPにおいては，該当パートは，「Crisis Plan」ではなくて，「Crisis Planning」です。

最初，これがよくわからなかったのですが，くり返し文献を読みつつ，想像してみると，なるほどなぁと思うようになりました。「ING」。これがポイントだと思います。考えてみれば考えてみるほど，文献をあたればあたるほど，そして，自分で使ってみれば使ってみるほど，この「ING」がついているっていうのが重要に思うのです。

日本語に訳出するとしたら，「クライシスプランに〈備える〉」ということになると思います。具体的に，文献を見てみましょう。

文献[1]では，次のような記述があります。

Joint crisis planning produces a plan for use during a future mental health crisis or relapse. Its distinguishing feature is facilitation by a mental health professional external to the treatment team, who engages a mental health service user and members of his／her treatment team in a process of shared decision making.

（JCP／ジョイント・クライシス・プランニングは）将来における「メンタルヘルスのクライシス」言い方を換えると「再発」のときに使うための「プラン（計画書）」を生み出します。その際立った特徴は，「担当の治療チーム」の外部にいるメンタルヘルスのプロフェッショナルによるファシリテーションです。そのファシリテーターは，当事者とその当事者の治療を担当するチームメンバーのために，「共同意思決定（シェアード・デシジョン・メイキング＝SDM）」をするために仕事をします（筆者訳）。

そして文献[3]では，次の記述があります。

Crisis Planning. Writing a crisis plan when you are doing well allows you to let others know what you want for yourself so they can help you when you'er not able to do so. A crisis plan can let people know what to do to help you if things get really bad. It also lets people know what they should not do when things are bad so they don't unintentionally make it worse.

「クライシスプランニング」うまくやれるときに「クライシスプランを書いておくこと」は，ほかの人があなたが何をしてほしいと思っているのかを知ることにつながります。そして，あなたが自分のことをうまくまわりの人に知ってもらえないときに，あなたのことを助けられるようにします。「クライシスプラン」というものは，事態が本当に悪くなったときに，何があなたの役に立つのか，まわりの人に知っておいてもらうということを実現します。それはまた，事態が本当に悪くなったときにまわりの人が何をすべきではないかを知っておくことを実現し，意図せずに状況をさらに悪くしてしまうことになりません（筆者訳）。

なお，以前のバージョンである『WRAP』[4]では，次のような記述となっていました。

Crisis Planning. Writing a clear crisis plan when you are well, to instruct others about how to care for you when you are not well.,keeps you taking responsibility for your own care. It will keep your family members and friends from wasting time trying to figure out what to do for you that will be helpful.

「クライシスプランニング」。いい感じのときに「クライシスプランを書いておく」ということは，（自分がいい感じではなくなったときに）自分をどうケアしてほしいかについてほかの人に向けての指示をすることになり，自分のケアに関しての責任を自分でもち続けることにつながります。それは，自分の家族や友だちに，「何が本当に役に立つのか」に関しての探求を試みるといった「無駄な時間」を使わせることがないようにもしてくれます（筆者訳）。

いずれにしてもキーワードは，「ING」（だと思います）。「JCP」（あるいは「医療観察法のクライシスプラン」）にしろ，「WRAPのクライシスプラン」にしろ，「クライシスプラン」をつくって，それが「クライシス」のときに機能するように「備えておく」というのが，共通する意味・価値だと思います。「転ばぬ先の杖」というか，「転んだとしても大丈夫」にするための計画をあらかじめつくって，リカバリーの道を用意しておくのだと，この「ING」で言っているのだと思います（次回に続く）。

〈引用・参考文献〉

1）Claire Henderson, Simone Farrelly, Paul Moran, Rohan Borschmann, Graham Thornicroft：Joint crisis planning in mental health care: the challenge of implementation in randomized trials and in routine care. World Psychiatry, 14(3), p.281-283, 2015.
2）Mary Ellen Copeland：WRAP AND PEER SUPPORT HANDBOOK. Peach Press, 2016.
3）Advocates for Human Potential Inc.：WRAP® Updated Edition. 2018. https://www.wrapandrecoverybooks.com/store/wrap-2018.html
4）Mary Ellen Copeland. Wellness Recovery Action Plan®. Peach Press, 1997.
5）社会福祉法人巣立ち会：平成22年度東京都地域の拠点機能支援事業英国でのリカバリー支援－精神保健福祉先進国からの提言. 2011.
6）狩野俊介：精神障害者の地域生活支援のための支援計画の作成と活用に関する研究－ソーシャルワーカーによるクライシス・プラン実践の実態. 東北福祉大学大学院総合福祉学研究科社会福祉学専攻博士学位論文, 2020.

三河病院における
アニマルセラピー

保護犬あづきのもたらしたもの

今井 康 いまい こう
医療法人仁精会三河病院（愛知県岡崎市）副院長

 はじめに

　医療法人仁精会三河病院（以下，当院）は1938（昭和13）年に前身となる岡崎脳病院を山田聖が開設し，1955（昭和30）年に初代理事長山田悠紀男により法人化され，医療法人仁精会三河病院としてこの岡崎市戸崎町にて，精神科に特化した医療を担っていた。

　老朽化した施設に対し，2019（令和元）年には施設の全面的な建て替えをした。新病院の機能強化の柱として，発達障害を中心とした児童・思春期病棟の新設，入院患者の高齢化により認知症疾患の治療，療養環境の充実，長期入院患者の地域移行促進などを課題としてあげていた。

 導入について

　わが国ではアニマルセラピーの歴史は浅く，現在でも，高齢者の介護施設やホスピス，障害児施設，小児科病棟などで施設訪問型のアニマルセラピーがごくわずかだけ行われているに過ぎない。ましてや精神科病院で施設内飼育型のアニマルセラピーを行っている医療機関は数えられるほどしかなかった。それでも，欧米の報告においては，アニマルセラピーは，発達障害児に対しソーシャルスキルの向上，認知能力の

向上などの報告があることは知られていたし，また，認知症患者に対してもストレスの緩和，精神的な落ちつきなどの癒し効果，活動性の向上などが知られていた。もともと，病院幹部職員には動物好きが多かったということもあり，当院でも新病院に向けアニマルセラピーを導入したいという声が上がったのはごく自然な流れであった。

　アニマルセラピーの導入計画が病院幹部のなかでもち上がったのが，2017（平成29）年。動物の種類に関しては，身体的にも精神的にも害を与えないような，なじみのある動物であることはもちろん，人畜共通感染症に対しての経験と対応・治療法が確立されていること，きちんと排泄や鳴き声などのしつけができ，みだりに情緒不安定になったりせず，多くの不特定多数の人に囲まれても動じない（患者にも動物にもストレスにならない）などの条件から，犬が最適と選ばれた。杉浦副院長（当時）がプライベートで，犬の保護活動を行っていたということもあり，そのつてで外国人飼い主が本国に帰国するため，飼えなくなってしまったという，5歳のメスのゴールデンレトリバーを病院に迎えることとなった。

　2018（平成30）年5月21日，少しオドオドした態度で病院に初出勤したゴールデンレトリバーは，近隣の小豆坂という地名（織田信秀と今

川義元が戦ったという由来のある古戦場があった場所である）から，「あづき」と名付けられ，三河病院で「第二の犬生（セカンドライフ）」を送ることとなった。そして，患者さんの前にデビューするまで，看護部室，管理エリアで当面を過ごすこととなった。

「お座り，待て，伏せ」などの基本的なしつけはできていたが，慣れない環境に連れてこられ，実際患者さんの前ではどんな行動に出るかわからないため，幹部職員らが，365日を交代で一緒に過ごし，毎日朝夕2回の散歩を行い，時には私が入浴させたりし，犬の特性や性格を見極め，無駄吠えをしないしつけや室内ではトイレをしないようなしつけを行った。また，定期的な獣医への受診や，健康診断，ワクチン，グルーミングなども行い，実際の患者さんに触れ合うまで約1年をかけた。

実際に患者さんへ触れ合う機会をもったのは，新病院が完成した2019年の5月からである。毎週月曜日と木曜日の午後，3病棟を杉浦副院長と各病棟を30分〜1時間かけて訪問（別名：あづき回診）をする。触れ合うスペースは病棟内の共有スペースで，回診時には，犬の怖い方，苦手な方には部屋で待機してもらう。一般室エリアだけでなく，隔離室エリアも回診をする。ゴールデンレトリバーは体重30kgを超える大型犬であるため，最初はおっかなびっくりであった患者さんも，あづきのやさしい表情，人懐っこさなどに触れ，興味をもつようになると，徐々に「いま，何歳？」「体重はどれくらい？」などと声をかけ，近づいてくるようになる。犬の扱いに慣れた方や，自宅で飼っていたことがある患者さんらは，頭をなで，簡単な芸をさせたり，リードを持って回廊式の廊下を何

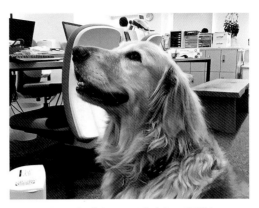

図1　あづきのこのやさしい表情！

周か一緒に回ったりする。また，認知症患者さんの入院時，外来から病室への移動に付き添うことで不安を和らげたりすることもある。

アニマルセラピーの実際の効果としては，数値化できぬ患者さんの表情が物語っている。認知症により絶えず不安を看護師に訴える患者さんが，あづきをなでているときは，昔飼っていた犬の思い出話を笑顔で話したり，情緒障害の児童患者さんがあづきに抱きついて，治療者も見たことのないような穏やかな表情を見せたり，不潔行為や暴力行為で隔離室から出られないような患者さんが，あづきには笑顔で頭をなでる姿が見られるなど，枚挙にいとまがない。

アニマルセラピーの今後の展開

現状当院で行っているアニマルセラピーはセラピーとはいうものの，特別なプログラムのなかに存在するわけではなく，治療上のゴールが計画されているものでもなければ，活動する人たちも詳細な記録を残しているものでなく，動物介在療法（animal-assisted therapy）というより，動物介在活動（animal-assisted activity）の

形に近いと思われる。しかしながら，将来的には患者さんの「癒し効果」だけでなく，「身体的」には動けるようになること，車イスに乗れるようになること，「精神的」にはグループ内での相互関係を形成させたり，不安や孤独感を減らしたり，「社会的」にはソーシャルスキルの向上や長期入院患者の地域移行促進などにもつながるようにアニマルセラピーを発展させていきたいと考える。あくまでも患者さんが主導となり，たとえば犬の名前をつけるところから始まり，犬小屋をつくること，しつけや餌の管理，散歩，グルーミング，獣医に連れていく，などもできるようになり，責任感をもつこと，自信を取り戻すことが重要であり，世間のスティグマに晒され，自己肯定感が低い患者さんらが，アニマルセラピーを経て，犬に頼られる，犬から愛される，犬の世話をするという責任感をもつようになることで，退院後の生活を幸せな「第二の人生（セカンドライフ）」としていってほしい。ちょうど，保護犬あづきが，三河病院に来たことで幸せなセカンドライフを手に入れたように。

みなさんからの研究論文や実践レポートを募集しています

●精神科看護に関する研究，報告，資料，総説などを募集します！

＊原稿の採否

(1) 投稿原稿の採否および種類は査読を経て査読委員会が決定する。

(2) 投稿原稿は原則として返却しない。

＊原稿執筆の要領

(1) 投稿原稿に表紙をつけ，題名，執筆者の氏名，所属機関，住所，電話番号などを明記すること。

(2) 原稿はA4判の用紙に，横書きで執筆する。字数は図表を含め8,000字以内とする。

(3) 原稿は新かな，算用数字を用いる。

(4) 図，表，および写真は図1，表1などの番号とタイトルをつけ，できる限り簡略化する。

(5) 文献掲載の様式

①文献のうち引用文献は本文の引用箇所の肩に，1），2），3）などと番号で示し，本文原稿の最後に一括して引用番号順に掲載する。

②記載方法は下記の例示のごとくとする。

　ⅰ）雑誌の場合　著者名：表題名，雑誌名，巻（号），ページ，発行西暦年次.

　ⅱ）単行本の場合　編著者名：書名（版），ページ，発行所，発行西暦年次.

　ⅲ）翻訳本の場合　原著者名（訳者名）：書名，ページ，発行所，発行西暦年次.

(6) 引用転載について

ほかの文献より図表を引用する場合は，あらかじめ著作者の了解を得ること。

またその際，出典を図表に明記する。

●実践レポートや報告もどんどんお寄せください！

　職場での実践報告や看護の工夫などをお寄せください。テーマは問いません。研究目的，方法，結果，考察など研究論文の書式にとらわれなくても結構です。ただし，実践の看護のなかでの報告・工夫に限ります。8,000字以内でまとめてください（図表・写真含む）。原稿の採否については編集委員会で検討します。

●読者のみなさんとともにつくる雑誌をめざしています！

　「クローズアップの取材に来てほしい！」「こんな特集をしてほしい」「この記事は面白かった，役に立った」など，思い立ったことやご意見などもお気軽にお寄せください。お待ちしております。原稿のデータはメールで下記の送付先までお送りください。

送付先・お問い合わせ

(株) 精神看護出版編集部

〒140-0001　東京都品川区北品川1-13-10　ストークビル北品川5F

TEL. 03-5715-3545　FAX. 03-5715-3546　E-MAIL. ed@seishinkango.co.jp

メンタル・ステータス・イグザミネーション

患者の症候をとらえる視点

066 個人確認の資料から現病歴まで

武藤教志 むとう たかし
宝塚市立病院（兵庫県宝塚市）精神看護専門看護師

何をどう読むか

MSEの5領域の1つ，『精神医学的病歴』には，患者の人物像を理解するための，①「個人確認の資料」，②「主訴」，③「現病歴」，④「既往歴」，⑤「生活歴」，⑥「家族歴」，⑦「住環境」という7つの枠組みがあります。これらは診療録（カルテ）を見れば知ることができるデータですが，ただ単に「見る」「知る」のではなく，それらのデータを解釈し，より深くアセスメントできるようになりましょう。

1）個人確認の資料

名前や年齢，生年月日，性別，婚姻状態，職業，宗教，障害手帳，介護保険など，患者の簡潔な人口動態的情報をまとめたデータで，紙カルテでも電子カルテでも必ず記載されています。これらのうち，とくに注目したいのは「生年月日」です。生年月日は和暦で記載されることもありますが，病歴や入退院歴などの年月日とあわせて，すべて西暦に直しておくと“何歳のときに何が起きたのか”を把握しやすくなります。

2）主訴

主訴とは，患者がもっとも苦痛であると訴えている症状のことで，その訴えをそのままSデータとして記録しておくのが基本です。主訴として訴えられている症状が診断上，治療上，もっとも重要であるとは限りませんが，患者の受診行動を動機づけたもの（受診のきっかけとなったもの）として重要です。具体的には，「なぜ患者が援助を求めてきた（受診した）のか」「なぜ家族は患者を精神科に連れてきたのか」「それらの理由になっている症状（患者や家族が困っていること）はいつごろからどのように始まったのか」について述べた言葉をそのまま記載し，データとします。患者による説明は，いかに奇妙・無関係であっても患者が語ったそのままの言葉を記載するのが原則です。

精神科では非自発的な入院も多く，主訴を語ってもらえないこと，つまり，患者自身が“困っていない”“症状を症状だと気づいていない”ということもあります。むしろ，無理やり病院に連れてこられてしまったことや周囲が自分の本当の苦しみを理解してくれないこと，周囲が悪いのに自分が悪者扱いされていることに対して憤っている，精神科の診察室にいることや精神病院に入院させられるかもしれないことに大

きな理不尽さを感じている，という状況です。こうした場面ではそれが主訴らしくなくても，患者の訴えをそのまま書くのが「主訴」です。診療録を読んでみると，たとえば「なんでこんなところに連れてこられなあかんのや」や「俺は悪くないのに，家族にだまされて連れてこられた」「私は病気なんかじゃない，親のほうが狂ってる，頭がおかしい」というふうに主訴欄に書いてあります。初診時や再入院時の診察場面に立ち会えば，こうした理不尽さを超えて，いかにして患者との信頼関係を築くための土台をつくるか，いかにして精神症状とそれに関連する日常生活での困り感を引き出せるか，精神科の治療や入院に同意してもらえるようにいかに導くかなどの精神科医の巧みな対話術を目のあたりにすることができます。

また，自発的な受診をした人でも主訴をうまく話せないということもあります。たとえばうつ病では，自分自身の精神状態を的確に，時系列にそって医師に説明できるような思考も意欲ももち合わせていないことも多く，「説明できないくらい混乱している」「説明できないくらい苦しい」という主訴に終わることもあります。また，「何から話せばいいのかわからない」と戸惑う人もいます。

その反対に，さまざまな症状を訴える人もいます。たとえば，「最近，少し眠れないんです。食欲も落ちてるし，やる気も出ないし，なんか身体がだるくて疲れやすいし，考えもまとまらないし。でも，まわりからああせいこうせいって言われるとそれでイラっとか，ムカっとかしてしまうんです。そういえば，胃もちょっとむかむかしているし，ときどき頭の奥がずきずき痛むし」のようにです。いったい何が主訴なの

でしょう。もしも看護師が初診時の問診票から看護面接をするようなことがあれば，数ある症状のなかでも何にもっとも困っているか（どのような場面，状況で困ったのか），何がいちばんつらいのかを患者に尋ねたり，それらの症状の出現順を尋ねたりして，整理することでケアのヒントが見えてきます。

3）現病歴

主病名と現在にいたるまでの全般的な時間的経過像（エピソード）に関するデータで，主訴とならぶ重要項目です。現病歴は一般的に年代順，時系列で記録されています。または，ほかの医療機関から発行された診療情報提供書がそのまま添付されています。診療情報提供書とともに薬剤情報提供書やお薬手帳なども薬歴を含む現病歴を確認するためのデータになります。

発症した時期から現在にいたるまでのすべての再燃—寛解の経過を含めて広義の現病歴，今回の再燃—寛解の経過のみを狭義の現病歴といいます。

現病歴は，もっぱら症状に焦点があてられますが，大事なのは，病気と治療を患者の人生や生活のなかに位置づけてとらえることであり，現病歴とていねいに聴取する・読み解く必要があります。一般的に，現病歴には以下の項目が含まれています。

①病前の精神機能水準

人生の3つの基本的側面，つまり，愛情と仕事と興味について「それぞれがどのようであったのか」が重要なポイントです。愛情とは恋愛や婚姻だけでなく，家族や友人といったすべての重要な人間関係の状態が含まれ，仕事とは就

表1　発症契機（発症の誘因）の例

- ・友人や家族との口論
- ・拒絶された体験や見捨てられた体験
- ・重要他者の死別や病気，入院
- ・回忌や離婚などよくない出来事の記念日
- ・重病や加齢による諸機能の低下
- ・職場や学校におけるストレスに満ちた出来事
- ・かかりつけ医の休暇
- ・ノンコンプライアンス
- ・飲酒や薬物の乱用

職や勤務状況だけでなく，奉仕活動やデイケアなども含まれ，興味とは趣味や余暇活動などをさします。

②発症年齢と発病年齢

どの精神疾患も好発年齢がありますし，発症年齢と発病年齢とが異なっている場合もあります。一般的に，症状が現れ始めた年齢を「発症年齢」，ある精神疾患に特徴的な症候が現れた・診断基準の症状が揃った年齢，はじめて精神科に受診し，診断を受けた年齢を「発病年齢」といいます。発病以前の，いわゆる「前駆期」がいつごろからであったのか，患者の発達段階をアセスメントするうえで非常に重要な情報になります。

③経過像（症状プロフィールと症状の増悪―寛解）

経過像は，診断において非常に重要な項目であり，医師はその診察においてていねいに聴取しています。なぜなら，さまざまな患者に観察される現在の症状や主訴が同じであっても，その経過が異なれば，異なる診断にいたり，異なる治療が選択されるからです。ICD-10やDSM-5などの診断基準を見渡すと，「障害の持続的な徴候が少なくとも6か月間存在する」や「少なくとも1週間，ほぼ毎日，1日の大半において（症状が）持続する」などの記載がありますが，

これは経過像に関する診断のための基準です。

現病歴を読みながら精神症状のMSEを行い，現病歴のなかでみられる患者の精神症状は何か，いつごろから，どれくらいの期間持続しているのかを把握します。また，症状の増悪には，患者それぞれに固有の誘因やストレス因，パターンがありますので，精神症状の発症や増悪の誘因，危機状況の誘因を探し出します（表1）。誘因については，患者がもっともらしく「私が悪くなったのは……のせい」だと話したとしても，必ずしも相関関係と因果関係とは等しくないこともあります。たとえば，患者が「母親が薬を飲め飲めと口うるさくいうのがストレスで，症状が悪化しました」と話した場合，母親との口論が症状悪化の誘因だと決めつけてはいけません。なぜなら，母親が口うるさく内服を勧めたのは，コンプライアンスの低下があったためかもしれないからです。

④治療歴（薬歴，精神療法歴，入退院歴）

入退院歴を整理します。一般的に現病歴は文章で示されていることが多く，文中に入退院歴が記述されているとそのパターンがとらえにくいため，必ず表2のように整理しましょう（1980年1月1日生まれの統合失調症患者の例）。このとき，昭和や平成の年号で整理すると発達段階の基準となる年齢がつかみにくいため，西暦として整理することをお勧めします。

入退院歴では，「何回入退院があるの？」や「どれくらいの期間入院していたの？」に目が向きがちですが，それに加えて，「何歳のときにどれくらいの期間，社会生活から離れていたの？」や「社会生活期間はどれくらいだったの？」もしっかり把握しておきましょう。むしろこっちのほうが大事です。

表2 入退院歴の整理の仕方の例

回	年齢	入院期間	入院形態	医療機関	入院期間	社会生活期間
1	17	1997.12.1〜1998.10.16	医療保護	C病院	10.5か月	0.5か月
2	18	1998.11.2〜2001.4.30	医療保護	C病院	2年6か月	1年4か月
3	22	2002.8.20〜2004.11.10	医療保護	C病院	2年3か月	1年
4	25	2005.11.17〜2005.12.20	任意	B病院	1か月	3か月
5	26	2006.3.7〜2006.10.7	医療保護	B病院	7か月	8か月
6	27	2007.6.30〜2007.8.12	任意	B病院	1.5か月	3か月
7	27	2007.11.18〜2008.3.16	任意	B病院	4か月	1か月
8	28	2008.4.12〜2008.6.30	任意	B病院	2.5か月	11日
9	28	2008.7.12〜2008.9.10	任意	B病院	2か月	2か月
10	28	2008.11.24〜2015.7.22	医療保護	A病院	6年8か月	6か月
11	36	2016.1.23〜2016.10.30	医療保護	A病院	9か月	2か月
12	36	2016.12.24〜2017.1.6	任意	A病院	14日	25日
13	37	2017.2.1〜	医療保護	当院	―	―

アセスメントのポイント
• 17歳で初回入院となっていますが，17歳といえば心理社会的発達段階の「アイデンティティ対アイデンティティ拡散」の時期です。その年齢で発病し，その後の長期間の入院で社会生活から隔絶されるということが，発達段階にどのような影響を及ぼしたのかを吟味すべきでしょう。
• 初回入院からの20年間で12回入退院をくり返し，入院期間の合計は14年7か月（175か月），地域社会での生活期間の合計は4年7か月（55か月）であり，社会復帰がいかに困難であるかを如実に物語っています。
• 2回目退院から3回目入院までの社会生活期間は1年4か月と最長であり，3回目退院から4回目入院までの社会生活期間は1年と2番目に長い期間となっており，その後の社会生活期間の短さと比べると明らかに長い期間がありました。この2つの社会生活期間はどのような精神状態で，どのような社会的支援があってのことなのでしょうか。現状の短い社会生活期間を打ち破るためのヒントがありそうです。また，5回目の入院後の社会生活期間，10回目の入院後の社会生活期間も半年以上で比較的長くなっていますが，それはなぜだったのかを明らかにすることも今後のケアや退院支援のヒントになりそうです。
• B病院ではできるだけ短期間の入院で早く社会に送り出すという試みがなされていますが，在社会期間は最短で11日間，多くは1か月から3か月であり，長くても8か月にすぎず，早期退院が地域社会生活での安定着地につながらない結果が明らかに見てとれます。
• このほかにも，この表からさまざまな気づきが得られると思いますが，表として整理しなければ，なかなかこのような気づきは得られませんし，過去を顧みないとこの患者に適した治療方針や看護方針などは見えてこず，これまでのくり返しとなってしまうでしょう。できれば，これまでに処方を受けた向精神薬の名称や用量だけでなく，それらに対する効果の実感，副作用，薬剤の増量や減量や切り替えがなぜ実施されたのか，非薬物療法の種類や期間などの情報も整理しておきましょう。

また，精神状態の安定化要因や危機状況を回避したり，回復したりする要因，つまり，健康であり続けるための知恵や工夫には何があったでしょうか。①日常生活を管理するための患者なりの知恵や工夫，②精神症状悪化の引き金に対処するための患者なりの知恵や工夫，③注意サインに対処するための患者なりの工夫，④調子が悪くなってきているときの患者な

りの知恵や工夫，⑤危機状態に陥ったときの患者なりの知恵や工夫，⑥危機を乗り越えた後に再び訪れる危機に備えるための患者なりの知恵や工夫なども文章のなかに記録されているかもしれません。

まとめ

　診療録に記載されているデータは，その読み手の読み方によって"貴重な情報"になるかならないかが左右されます。「ふ〜ん」で終わるのではなく，「どうしてこうなったの？」「こうならなかったのはなぜ？」などの疑問が頭に浮かばなければ，患者に関心を向けられませんし，より深くくわしく患者を理解してよりよいケアにつなげるための収集すべき情報も見えてきません。

次回の予告

　精神医学的病歴の各論，④「既往歴」，⑤「生活歴」，⑥「家族歴」，⑦「住環境」の情報をどのように読み解くことで患者理解がより深まる

のかを解説します。

トピックス

　今回のトピックスは今年4月に承認申請の行われた遅発性ジスキネジア治療薬「バルメナジン」です。

〈トピックス引用・参考文献〉
1）武藤教志編著：メンタルステータスイグザミネーション vol.1. 精神看護出版, 2017.
2）武藤教志編著：メンタルステータスイグザミネーション vol.2. 精神看護出版, 2018.
3）伊豫雅臣，中込和幸監修：過感受性精神病 治療抵抗性統合失調症の治療・予防法の追求. 星和書店, 2013.
4）田辺三菱製薬：ニュースリリース遅発性ジスキネジア治療薬バルベナジン（MT-5199：VMAT2阻害剤）国内における製造販売承認申請のお知らせ. https://www.mt-pharma.co.jp/news/2021/MTPC210422.html（2021年5月3日最終閲覧）
5）National Library of Medicine：The Effects of Valbenazine in Participants with Tardive Dyskinesia: Results of the 1-Year KINECT 3 Extension Study. https://pubmed.ncbi.nlm.nih.gov/29141124/（2021年5月3日最終閲覧）
6）中瀬浩史：シリーズ重篤副作用疾患別対応マニュアル（38）ジスキネジア. ラジオ NIKKEI 薬学の時間. 2011年12月8日放送分.

MSEを実践するためのトピックス No.18
遅発性ジスキネジア治療薬　バルベナジン

深田徳之 ふかだ のりゆき

医療法人誠心会あさひの丘病院・神奈川病院（神奈川県横浜市）精神科認定看護師

「あれが遅発性ジスキネジアですよ」。看護学生のころ，精神科実習で指導者さんが実際の患者さんの症状を見せてくれました。そのころは抗精神病薬を服用すると出現する副作用の1つだと漠然ととらえていました。近年では非定型抗精神病薬の普及もあり，減ってきた印象ですよね。

2021（令和3）年4月22日に田辺三菱製薬から遅発性ジスキネジア治療薬『一般名：バルメナジン』が厚生労働省に承認申請を行いました。米国では『Ingrezza（イングレッツァ）』という薬品名で2017年に承認されています。

田辺三菱製薬は2020年国内製薬会社の売上高・営業利益ランキング8位の大手企業で，創業はなんと1678年（！）で，江戸時代から300年以上続く歴史ある医薬品メーカーなんです。精神科領域ではレクサプロ®（一般名：エスシタロプラム）を販売しています。

この『バルベナジン』ですが，「小胞モノアミントランスポーター2阻害剤」という聞きなれない薬剤です。こういうときは薬理作用に入る前に言葉を1つずつ整理していきましょう。まず『モノアミン』ですが，これはドパミン・ノルアドレナリン・アドレナリン・セロトニン，これらの神経伝達物質を総称して『モノアミン』と言います。

次に『モノアミントランスポーター（モノアミン輸送体)』ですが，これはモノアミンの放出と再取り込みに関与するもので，「細胞膜モノアミントランスポーター」と「シナプス小胞モノアミントランスポーター（以下，VMAT)」の2種類があります。

「細胞膜モノアミントランスポーター」は神経終末の細胞膜に存在し，モノアミンを神経終末内に取り込む働きがあります。これにはドパミン・ノルアドレナリン・セロトニンそれぞれのトランスポーターが存在し，たとえばセロトニンであれば，セロトニントランスポーターを"選択的に取り込みを阻害する"のがSSRI（選択的セロトニン再取り込み阻害薬）です。SNRIも同様です。

一方，「VMAT」は神経終末内のシナプス小胞膜に存在し，すべてのモノアミンの貯蔵とシナプス間隙へのモノアミン放出を行っています。このVMATには1と2があって，VMAT2が主にドパミン・ノルアドレナリン・セロトニン・ヒスタミンの輸送に関与します。

『バルメナジン』は，VMAT1やほかのモノアミン受容体にはほとんど親和性がなく，VMAT2への優れた選択性をもっています。VMAT2の働きを阻害する，すなわちドパミンをはじめとする神経伝達物質のシナプス小胞への取り込みを阻害することと，シナプス小胞内に貯蔵されたドパミンはじめとする神経伝達物質の放出，輸送をとめることで遅発性ジスキネジアの不随意運動にかかわるドパミン神経系の機能を正常化させるのです。

『遅発性ジスキネジア』は抗精神病薬を最低3か月以上経ってから，ときには何年もかけてから発症することから「遅発性」と呼ばれるジスキネジアです。ドパミン遮断作用が強力な抗精神病薬を長期使用することでドパミン受容体の感受性が高まり，ドパミンの働きが過剰になることで現れます。発症率は定型薬で30％前後，非定型薬では10％前後という研究報告があります。『バルベナジン』が患者さんの副作用を少しでも和らげてくれるといいですね。

（監修：武藤教志）

自殺した精神科病棟入院患者のカンファレンスをめぐって

栗原淳子 くりはら じゅんこ[1]　　宮本眞巳 みやもと まさみ[2]

1) 東京医科歯科大学大学院保健衛生学研究科大学院生　2) 元・亀田医療大学看護学部 教授

はじめに
—事例提供者の立場から（栗原）

　終末期患者を支援する臨床の場では，患者との最後の時期のかかわりを多職種チームで振り返る話し合いを行うことが定例化されている病院も多く，デスカンファレンスと言い慣わされている。患者に残された時間を有意義に過ごすという目標を患者と支援者の間で共有しやすいことが，最後の時期を振り返り，その後の実践に活かしたいという思いにつながるのだろう。デスカンファレンスの意義については，「患者と家族への理解が深まる」「職種間でのずれを意識化できる」「支援をめぐる心残りを解消できる」「今後のケアについて示唆を得られる」[1]などが指摘されている。

　一方，精神科領域では，入院中あるいは退院後間もなく亡くなった患者とのかかわりを振り返る機会が多いとは言えず，デスカンファレンスの実施は20％程度という報告もある[2]。スタッフは全般に，患者の死にまつわる思いを引きずりながらも，事例検討会の開催には消極的であり，スタッフ間でオープンな話題として取り上げることすらも回避しがちである。その理由としては，精神科領域における患者の死が，自殺，事故，緩和ケアの不備など，かかわりの不十分さを感じさせる場合が多いからではないだ

ろうか。それだけに，患者が死にいたったプロセスをめぐっては気がかりが残りやすく，事例検討会のニーズは高いはずである。

　私は，以前担当していた患者が退院の直後に自殺したことを知って衝撃を受け，しばらくは気持ちの整理がつかなかった体験がある。入院中の自傷行為や自殺企図はみられず，笑顔で退院していった患者であっただけに衝撃が大きく，一緒に働いていたスタッフも同様であったように思う。しかし，患者の死は退院後であったこともあってカンファレンスは開かれなかったため，それ以来ずっと気になっていた。そこで，職場を越え定期的に開かれている事例検討会にこの事例を提供し，退院直前にかかわった場面のプロセスレコードとあわせて，かかわりの経過を振り返らせてもらった。

事例報告

　Aさんは，20代後半の女性で，成育歴に大きな問題はないとされていた。高校を卒業して仕事に就くようになってから，「盗聴器が仕掛けられている」などの妄想的な発言が聞かれ，精神科を受診して統合失調症の診断を受けて以来，入退院をくり返していた。私が担当したのは数回目の入院時だったが，入院当初のAさんには大声での暴言が目立ち，他者への暴力リ

スクが高いと見なされて医師の指示により隔離となっていた。

看護師とのかかわりの場面では，言葉や対応のわずかな矛盾をとらえて攻撃してくるため，Ａさんの対応は緊張するという看護師が多かった。私も始めのころ，Ａさんのところに行くのは気が重かったが，なんとか突破口を開いてＡさんとの関係を築いていきたいと思った。そこで，Ａさんが大事にしている仕事の話に触れるようにしたところ，笑顔で話してくれるようになり，その後は私を見かけると自分から声をかけてくれるようになった。

Ａさんは，他患者に密着して話しかけ世話をやき続けるなど，干渉ぎみで適度な距離がとれない傾向があった。それで看護師から，他患者が迷惑しているので距離をおくようにと注意すると，興奮して大声で怒鳴り暴力を振うこともあって，そのたびに隔離となっていた。隔離からの解除後は，Ａさんと隔離の原因となった行動について振り返りながら，どうしたら衝動のコントロールができるかについて一緒に考えた。薬物療法と認知行動療法は継続されていたが，看護の立場からは行動の振り返りに力を入れ，開放時間を少しずつ延ばせるように努めた。その後の経過も一進一退で，興奮して自暴自棄になったＡさんから「もう死にたい」という発言が聞かれることはあったが，自傷行為や自殺企図はなかった。

Ａさんの母親は，頻繁に電話をかけてきてＡさんに指図しており，干渉が過ぎるとＡさんは興奮し，周囲に暴力をふるう傾向が見受けられた。そのことについては，Ａさんと何度か話し合い，母親には干渉が負担になっていると伝

える必要があると指摘したが，母親には強く言えないようだった。Ａさんの揺れる思いは，「お母さんは私が生きがいなの」「私にはお母さんしか頼れる人がいないから」というＡさんの言葉に表れていた。

それでも，入院から数か月後には，本人の状態に改善がみられ退院が決まった。退院時に母親は，「精神科にかかっていることがわかったらお嫁に行けなくなる」ともらしていたという。一方で本人は，以前勤めていた職場でもう一度働き，交際中の男性と結婚したいと言い残して，母親とともに笑顔で退院していったとのことである。私は，Ａさんの将来に期待するとともに，彼女が退院にこぎつける手助けができたことへの達成感を抱きながら送り出したのだが，その数週間後にＡさんは自殺してしまった。

私は一瞬，Ａさんが自殺したとの知らせを信じられなかった。そして結局私はなんの力にもなれなかったのだという無力感や，Ａさんが誰にも助けを求められなかったことへのもどかしさを感じた。また，入院中のＡさんは何かサインを出していたかもしれないのに，それを見逃していたのではないかという自分への疑いも生じていた。さらには，Ａさんの死という取り返しのつかない事実を前にして，医療者として身近に接していたのに助けてあげられなかったことへの後悔や自責の念が襲ってきた。さまざまな思いがよぎり，言葉にして吐き出し心の整理をしたいと思いながらも，チーム内では振り返りをしようという動きはみられず，自分からも言い出せなかった。しばらくの間は，もやもやする思いを抱えていたが，ようやく院外の事

例検討会で報告する機会を得ることができた。

亡くなった患者への
参加者それぞれの思い

　20数名の参加者のなかにはAさんのことを知っている看護師も1人いたが，それ以外はほかの病院の看護師であった。Aさんを知っているメンバーがほとんどいないなかでAさんに対するケアの振り返りを行って，果たしてどんな展開になり何かの役に立つのかについてはまったく予想がつかなかった。いまとなっては取り返しようもないことについて，私が一方的に話すだけでは，参加者も返事のしようがなくて話し合いにならないかもしれない，そんな不安がよぎった。

　それでも私は，Aさんが元気に退院していったと聞いて感じたよろこびや達成感が，突然の訃報により落胆と無力感に変わり，いまも自責の念が残っていることを参加者に聞いてほしかった。私は，Aさんとのかかわりの経過を報告し，プロセスレコードの場面を紹介したうえで，看護師としてAさんに何ができたのか，Aさんの死を無駄にしないためには今後どのような取り組みが必要なのかについて，参加者のみんなと考えたいという希望を伝えた。しばらく沈黙があった後，参加者1人1人が，自分自身のかかわった患者が自殺したときのことを振り返りながら，ぽつりぽつりと語ってくれた。

　Aさんを知るM看護師は，Aさんについての自分自身の印象や，Aさんとのかかわりについて語った。Mさんは，Aさんには都合が悪くなると自分を正当化し，問題から逃げてしまう

傾向があると考え，Aさんが現実を直視できるように苦心してかかわっていたと言う。またAさんが回復するにつれて，看護師に心を開いて接してくれた姿に，Mさんも励まされていたと語った。Aさんの男性との交際については，現実には男性から電話や面会があった事実はなく，妄想である可能性が高いとのことだった。

　N看護師は，10年以上も前にかかわった患者のBさんが自殺したときのことについて，つい最近の出来事のよう語ってくれた。N看護師は，Bさんの表情や会話の内容から，退院したくないのではないかと感じたが，退院の日程は決まっていて本人も受け入れている様子だったため，あえて確かめることをしなかった。ところが，退院を目前にしてBさんは死を選んでしまった。N看護師は，もしあのとき，自分が感じていたことをBさんに確かめていたら状況は変わったのではないかと語りながら涙ぐんでいた。私は，N看護師がBさんと会話を交わした場面に引き込まれ，まるでその場面を映像で見ているような感覚に陥った。N看護師の無力感や自責感は，10年以上の時を経ても言葉にならないままそこにあったが，私の語りによって引き出され言葉となった。

　このように参加者のなかから，いままで誰にも語ることのなかった患者の死に対する悲しみや自責の念が語られた。亡くなった患者のカンファレンスという患者の死に対する思いを話してよい場が与えられないと，それらの悲嘆や罪責感は解決されず残ってしまうようだ。多くの看護師は，精一杯の看護に取り組んだにもかかわらず患者さんが亡くなってしまうと，無力感を覚えるとともに，もっと何かできたかもしれ

表1　プロセスレコードによるAさんとのかかわりの振り返り

私の見たり聞いたりしたこと	私が考えたり感じたりしたこと	私が言ったり行ったりしたこと
①栗原さん，せっかく隔離解除になったのに，また隔離になっちゃった（がっかりし，また怒っている様子）。	②自分のことを伝えに来てくれて嬉しい（よろこび）。せっかく話をしてくれているのに，消灯前の準備で忙しい，どうしよう。でも話しているから対応しなくちゃ（困惑，焦り）。いままで隔離解除になるためにはどうしたらいいか対策を出し合って一緒に取り組んでいたのにどうしてこんなに簡単にまた隔離になっちゃったんだろう？（疑惑）	③いままで隔離解除になるためにはどうしたらいいか私に聞いて，やってきていたのにどうしてこんなにすぐにまた隔離になったんですか？
④お母さんがいけないんです。お母さんが1日に10回以上も私の携帯に電話してきたんで具合が悪くなっちゃったんです。	⑤そんなに電話してこないでと言うとか携帯に出ないようにするとかできる人なのになぜ母親のせいにするんだろう（驚き，疑問，不信）。就労経験もあるし，自分の意見を言うこともできる。若くて将来もあるので医療者というサポーターのいる入院中に解決できるようになってほしい（願望，期待）。でも，たしかに1日に10回以上は多すぎるな。ゆっくり話を聞いてあげたいけど時間がない。どうしよう（焦り）。	⑥お母さんに1日に何回までにしてほしいと言えなかったのですか？　それか何回までは出るけどそれ以上かけてきたら電話には出ないとか，お母さんと話して決めることはできなかったのですか？
⑦お母さんは心配症で，私が電話に出ないとかえって心配しちゃうんです。でも何十回も電話に出てお母さんと話していたら具合が悪くなっちゃった。いつもそうなんです。いつもお母さんが私のいいところで壊しちゃうんです。せっかく隔離開放になってホールに出られるようになったのに。	⑧Aさんは，いつも自分のいいところで母親に壊されてしまったととらえているんだな。この言葉はAさんの人生を象徴する本質的な言葉だ。でも，お母さんと2人暮らしなので入院の負担をかけしかも心配して電話してきた母親に電話を控えてとも言えない。私もAさんの立場だったら言いづらいかもな（親近感，困惑，閉塞感）。ああ，ゆっくり話を聞いてあげたいけど時間がない，どうしよう（焦り）。	⑨「困っちゃう」だけでも言えないですか？　それか先生からお母さんに電話の回数を減らしてもらえるようお願いしてみます？
⑩うーん（困っている様子）。	⑪「困っている」ぐらいのことは母親に直接言えないのかな（疑問）。先生から言ってもらってもいいと思うけど，なぜそれにも乗ってこないんだろう（疑問）。ナースコールが鳴ってる，もうだめだ，行かなきゃ（焦り）。	⑫……（なんと言っていいかわからず沈黙）。 ⑬〈ナースコールが鳴る〉
⑭ナースコールが鳴ってるから行ってください。		⑮ごめんね〈ナースコール対応のためその場を去る〉。

ないという自責の念で苦しむ。そして，私自身がまさにそうであることが実感されていくにつれて，参加者がAさんを知らないことは気にならなくなっていた。そして，プロセスレコードの検討が始まった。

プロセスレコードによる Aさんとのかかわりの振り返り

　プロセスレコードの場面（表1）は夜の20時ころで，私は21時の消灯に向けた夜間業務に追われていた。その日は大声を出す患者がいた影響もあってか，ナースコールが絶えず鳴って

おり，病棟全体がざわついて落ちつかない状態であった。そのような状況のなかで，訪室時に，Ａさんの方から話しかけてきてくれたことがうれしかった半面，病棟の落ちつかない雰囲気や，消灯までに済ませておかなければならない業務のことも気になり，私は焦っていたようだ。

Ａさんの話の内容は，せっかく開放になったのに暴力沙汰を起こし，すぐに隔離になってしまったのは母親のせいであるという主張であった。彼女の話を聞きながら私は，仕事もできるし日ごろから自分の気持ちや希望をしっかり表現できているＡさんが，開口一番，プロセスレコードの④で，自分の問題を母親のせいにしたことに驚いてしまった。退院したら以前勤めていた職場で働きたい，交際中の男性と結婚したいというＡさんの将来像の実現に私は期待をかけていた。そして，入院中という医療者の支援を得やすいこの時期に，Ａさんが医療者と一緒に問題を解決していってほしいと思っていた。たしかに，1日に10回以上も電話をしてくる母親にも問題があるとは思ったが，⑥では，Ａさんに自立してほしいと期待するあまり，母親にも問題があるという言葉は出てこなかった。

⑥について宮本先生から，たとえば，「そんなふうに思っているんですね」とＡさんの訴えを受けとめ理解を示すこともできたとの指摘を受けた。そう言われて私は，Ａさんの感情への共感的な理解よりも問題解決型の思考を優先し，母親との間に妥協点を見出すための対応について提案していたことに気がついた。さらに私は，Ａさんが，私からの提案には乗ってこず

に，⑦で「いつもそうなんです。いつもお母さんがいいところで壊しちゃうんです」と応答したことに強い衝撃を受けたことを思い出した。この言葉はＡさんのこれまでの人生を象徴し，これからのカギを握っていると直感するとともに，私の理解はＡさんの苦悩の深さに届いていなかったことに気づいたからである。

そこで⑧ではＡさんの立場に立って考えるように努めたところ，Ａさんの困惑が伝わってくるような気がした。それでもまだ，⑨で出てきた言葉は，母親に「困った」と言葉ではっきりと伝えることや電話の回数について交渉することなど，再び問題解決型の助言や提案になってしまった。さらに宮本先生からは，「そういうことだったんですね」とＡさんの思いを受けとめたうえで，ありきたりの助言に終始したことを正直に認め，「あなたがしっかりしさえすればいいと思っていたけど，お母さんとのやりとりは本当に大変なんですね」と応じる手もあるとの指摘を受けた。

いまから思えば，Ａさんは私に，ただ自分のつらさをわかってほしいと思っていたのに，私は，Ａさんへの解決策の提示こそが援助だと思っていた。それで，Ａさんにしてみれば，私に話せばわかってもらえてすっきりすると思ったのに，かえって無理な注文をつけられて当惑したのだろう。Ａさんが⑩で，「うーん」と言ったまま沈黙してしまったのは，Ａさんの当惑の表れだと考えられるが，このときも私は沈黙に秘められた思いを汲みとることができなかった。そのため私は，⑪で心のなかをさまざまな思いが駆けめぐりながら，何を言ったらいいのかわからなくなって⑫では沈黙している。宮本先生

からは，あきらかに困っている様子のAさんに対して，⑫で「困らせちゃいましたか？」あるいは「困っちゃいましたね」と返す手もあったとの助言をいただいた。そのような応答ができていれば，Aさんとの会話はおそらく違った方向に流れていっただろう。

この後，ナースコールが鳴り続けたため，Aさんのほうが気を遣ってくれて会話を切り上げることになった。その後もAさんのことが気になっていて，消灯後に落ちついたところで話ができればと訪室したが，Aさんはすでに臥床しており入眠している様子だったので声をかけるのを思いとどまった。翌日も，業務が終了してからAさんのところに行こうかという考えがよぎったが，話し合う約束をしたわけでもないのに，わざわざ行くのも変かなと迷った末に，思いとどまってしまった。

その後，私は長期休暇をとったため次に出勤したときにはAさんは退院していた。Aさんと交わした最後の会話では，しっかり向き合えなかったことが気になっていたので，退院時のAさんの様子を職場のスタッフに確かめたところ，状態は安定しており，かねてから退院準備を進めていたこともあって，母親とともに笑顔で退院したと聞いてほっとした。Aさんの自殺はその後しばらくしてからの出来事であった。

行き詰まりと無力感の共有から

Aさんとかかわるなかで，私はしばしば行き詰まり感や無力感を覚えていた。事例検討会のやりとりを通じて，私が感じていたこれらの感情は，Aさん自身が感じていた行き詰まりや無力感とつながっているらしいことに気づいた。Aさんは母親にあれこれ詮索されたり指図されたりすることを嫌がり，なんとか母親の干渉から解放され，自立した大人の女性として生きていきたいと思っていた。そして，退院したら以前勤めていた職場でもう一度働きたい，交際中の男性と結婚したいという希望を語っていて，私もその希望が叶うことを願っていたのだが，どうやら交際相手は実在しなかったようだ。

「彼と電話で話してね」などと嬉しそうに話していたAさんは，自分の存在を認め自立へと導いてくれる男性を心のなかに創り出すことによって，行き詰まりから抜け出せると思ったのかもしれない。しかし，病気を抱えて母親に頼らないわけにはいかず，人並みに自立して社会生活を送る目処は立たないという現実が見えてくるにつれて，追い詰められていったのではないだろうか。私はAさんの退院を単純に喜んでいたが，退院したからといってAさんを取り巻く状況が好転し，苦悩が解消されるわけではなかったのである。Aさん自身も，現実が厳しいことは薄々わかっていたはずだが，退院によって，一気に現実の世界に引き戻されたことに耐えられなかったのではないか。

事例検討会では，Aさんの短かった人生にとって精神科病棟での最後の入院生活はどのような意味をもったのか，またAさんの人生の最後に立ち会った看護師として，私はどのような役割を担えたのかについて考えさせられた。緩和ケア病棟であったら，看護師も患者とともに，最後の瞬間まで少しずつ心の準備をしていくことができるかもしれない。しかし，今日に続くはずだった明日が，準備する暇もなく突然

終わってしまうことが少なくない精神科病棟の看護師は，患者にとって最後の時期のかかわりに意義を見出すことが難しい。

　私のなかでは，Aさんと最後に交わした会話の場面がずっと気がかりになっていた。気がかりの主な中身は，消灯前の慌ただしさから，Aさんの思いよりも事態の収拾に関心が向いてしまい，十分にわかり合えないままに別れてしまったことへの後ろめたさだった。Aさんが退院できたことによって，いったんは解消したように思えていた気がかりが，Aさんが亡くなったと聞かされ再び湧きあがった。わかり合えなかったことへの後ろめたさに，Aさんへの申し訳なさが重なって，抑うつ的な思いをしばらく引きずった。

　事例検討会で元同僚のMさんが，Aさんのことを世話が焼けるかわいい妹のようで，すっと心のなかに入って来る患者さんだったと語るのを聞き，さびしさや悲しみを共有できた気がして慰められた。いまも私の心のなかに生きているAさんは「栗原さーん」と明るく声をかけてくるAさんである。

 事例検討会で得たもの

　もしもAさんがいまここにいたら，私はなんて声をかけてあげるだろう，それにAさんはなんて応じるだろう，そう思った瞬間，Aさんの死はもはや動かしがたい事実だということが身に迫ってくる。もしも私がこうしていたら，もしも状況がこうだったらと，いくつもの仮定を重ねても，Aさんが亡くなったという現実は変わらない。ただし，Aさんとのかかわりについて，いろんな人の力を借りながら，くり返し振り返ることによってかかわりの意味理解を深めていくことはできる。その点にこそ，精神科領域において，自殺で亡くなった患者とのかかわりについて，事例検討会で話し合うことの意義を見出せるのではないだろうか。

　事例検討のなかで，M看護師とともにAさんとのかかわりを振り返ることにより，Aさんにも母親にも私の知らない一面のあったことを知り，2人についての理解を深めることができた。また，ほかの参加者から，Aさんと母親のもつれた関係は，本人たちに任せても解決は難しかったとの指摘を受け，介入の不十分さが悔やまれた。そして，患者や家族についての観察やアセスメントをしっかり行うとともに，気になったことを本人たちに確認することの大切さを痛感した。過去の患者についての理解をこれからかかわる患者のケアに活かすだけではなく，かかわりのさなかで患者の理解を深めてこそ，患者から得た情報を患者本人のケアに還元できるからである。さらには，患者が退院にこぎつけたからといって援助の役割を終えたと安堵せず，本人を交えた多職種チームで退院後の社会生活を視野に入れた話し合いを重ね，退院後に相談できる人や組織につなぐことの重要さにも気づかされた。

　かかわりの経過を具体的に振り返ることによって，反省させられることも多かったが，得るものも多かった。Aさんが亡くなったことに驚き，落胆し，重い気持ちを引きずっているのは自分だけではなく，しかも看護師を含む多くの援助職は，亡くなった患者とのかかわりをめ

ぐって同様の体験をしていることがわかってき
た。さらには，退院後の生活に期待をかけ前向
きに生きていこうとしていたＡさんに対して，
私が時には的外れの提案をしながらも一緒に試
練を乗り越えていこうという連帯感を抱いたの
はたしかだったと思えるようになった。

亡くなった患者のカンファレンスを
開くことの難しさ

　事例検討会の終盤に，精神科病棟で亡くなっ
た患者のカンファレンスを開くのはなぜ難しい
のかについて話し合った。
　自殺の防止は精神科領域におけるリスク回
避の最重点課題とされているため，自殺が起こ
ったという事実を起点にして防止策はなかった
のかという議論になりやすい。そして，防止策
があったとすればなぜ実行されず，それは誰の
責任なのかに関心が傾き，自分も責任を問われ
るのではないかという懸念を多くのスタッフが
抱く。しかも，患者の自殺はスタッフに悔いを
残しやすく，まじめで責任感の強い人ほど，他
人から責められなくても「自分があのときにこ
うしていれば」と深刻に受けとめる。結果的に，
話し合っても前向きの議論にはなりにくく，か
えってしこりが残るのではないかという危惧か
ら，カンファレンスの開催を回避する力が働
く。
　自殺は負の連鎖を招きやすく，特に親しい
患者や境遇の似た患者の死は自殺の重要な誘因
であることが知られていることも，デスカンフ
ァレンスの開催を消極的にさせる要因の1つか
もしれない。生死の境目で生きていることの多

い精神疾患患者の場合，自分と似た境遇の患者
の自殺は，生き続けようという意思を衰えさせ
ると言われている。いまも多くの精神科病棟で
は，入院患者の自殺をほかの患者には知らせ
ず，聞きに来る患者がいても，急に退院となっ
たとしか説明しない場合が多いようである。そ
れでも察しのよい患者は気づいてしまい，スタ
ッフが深刻な表情で話し合っているのを見かけ
て，確信を強めるというようなことも時には起
こる。そこで，他患者に悟られないためには，
できるだけ何もなかったかのようにやり過ごす
のが現実的であり，カンファレンスは行わない
ほうがいいと主張するスタッフもいる。
　さらに精神科病棟の看護師は，患者に自殺の
リスクがあることは懸念されていたとしても，
緩和病棟の看護師と比較すると，患者の死とい
う事実を受けとめるだけの心の準備ができてい
ないと考えられる。そのため，自殺の直後にカ
ンファレンスという形で，患者とのかかわりを
振り返るように求めることは，看護師にとって
侵襲的であるとの報告もある[2]。ただし，患者
の自殺による衝撃を胸に収めておくことは，心
の傷を深めることにつながりかねない。したが
って，1対1あるいは少人数で，振り返りをし
たい人たちだけで集まって語り合う機会はつく
ってもいいように思う。事例検討会の参加者の
なかには，希望する数人が業務終了後に集まっ
て，亡くなった患者についての思いを語り，ケ
アについての振り返りを行い，気持ちが楽にな
ったという人もいた。

語ることの大切さ

　Aさんとのかかわりについて，事例検討会の場で語る機会がなかったら，Aさんとのことを思い出すたびに，後悔と罪責感が湧きあがってきていたのではないかと思う。看護師は亡くなった患者とかかわった体験を語るとき，死亡のリスクを予期できず，結果的に防げなかったという自責的で否定的なストーリーを描きがちである。ただし，聞き手からの働きかけに応じて，自責感を構成する後悔や罪責感と，それにまつわる悲しみや無力感を言葉にできれば，そのことが糸口となって，自責感の緩和とともにかかわりの肯定的な側面に光をあてることができる。

　それは，ナラティブアプローチのいうドミナントストーリーからオルタナティブストーリーへの転換であり，語り手と聞き手の協働による希望の発見ともいえる。私の場合，Aさんのつらさがよく理解できないままに，Aさんにとってほしい行動を押しつけていたというストーリーから，苦悩しながらも精一杯生きていこうとしていたAさんの人生の最後に立ち会って，なんとか支えようとしていたというストーリーに変わった。

　今回の事例検討会をとおして，患者を目の前にしたかかわりは，かけがえのない1回限りの機会であるという事実の重みについて，Aさんから教えてもらった気がする。とはいえ事例検討会は，逃した機会を少しでも取り戻すための試みでもある。デスカンファレンスもまた，もうかかわることのできなくなってしまった患者との間で起こったことを，これからかかわる患者のケアに活かすための貴重な機会として活用していきたい。

患者の死について語り合うこと
―主催者の立場から（宮本）

　亡くなった患者とのかかわりを振り返る事例検討会には，いつも以上に身の引き締まる思いで臨んでいるような気がする。手を尽くしても予後の不良は動かし難い身体疾患を負った患者の死にも，心身の疾患や生活上の苦難から死を選びたくなるのも無理はないと思える状況下でみずから選びとった死にも，看護師は不全感や自責感を抱きがちである。そのような感受性は，おそらく看護師の専門職としての役割意識や責任感に根差しており，看護師ならではの資質の表れのように理解されているように思える。しかし，そのような資質を備えるためには，自分がケアを担当しながら天寿をまっとうできなかったすべての患者の死について，責任を感じるべきであるという規範を内面化していなくてはならないのではないか。

　もとより，現実にはそのような規範に則った実践は不可能であるが，近代西洋医学はあらゆる疾患がいずれ克服可能であるという医師たちの万能感によって発展を遂げてきた経緯があり，看護師もそれに煽られてきた節がある。しかし，現実には救いたくても救えない命があり，看護師に求められる役割は，患者が最後の時期をみずからの意思にそって有意義に過ごせるような手助けである。そう考えれば，患者の死に際して，過剰な不全感や自責感に苦しみ，死亡事例の検討は気が重いとして回避しなけれ

ばならない理由はない。

　今回の事例提供者である栗原さんには、さほど自責的とは言えないまでも、患者Aさんとの最後のやりとりが中途半端に終わり、その後も接触をとる機会がないままに退院となった後の自殺であったことから、強い不全感が残っていた。

　自殺事例の検討では、提示された事例の検討に入るための助走のような形で、参加者が自分のかかわっていた患者の自殺に際して、体験したことを語ってくれることがよくあり、今回はN看護師がその役割を担った。N看護師は、栗原さんの体験に自分の体験が重なり、湧き出した思いを表現することを通じて、栗原さんの苦悩への共感を伝えることができた。そのおかげで栗原さんは、参加者の知らないAさんの話を一方的にしても、伝わらないのではないかという不安を解消することができたようである。

プロセスレコードから
何が読みとれるか

　プロセスレコードの③で、隔離解除の直後にどうして再び隔離となったのかを尋ねる栗原さんに対する応答のなかで、Aさんは母親から頻回にわたり電話があったことを理由にあげている。それに反応して栗原さんは④で、Aさんが自分の問題を母親のせいにしたととらえ、とっさに驚きを感じ、その直後に不信に傾いた疑問（＝疑惑）を抱いている。それに少し遅れて、Aさんに何度も電話をかけてくる母親に対しても、疑問と不信を抱いたようである。ところが⑥で栗原さんは、Aさんの応答を得て自分の抱

いた驚き、疑問、不信、そして母親への疑問と不信については触れていない。つまり、驚き、疑問、不信という率直な感情を飛び越して、質問の形をとりながらも、電話が多すぎると母親を非難するのではなく適切な回数について母親とよく話し合ったらどうかと説得を試みている。

　これに対してAさんが⑦で、母親から何度も電話がかかってくるおかげで具合が悪くなり、大事なときにぶち壊しになってしまうと切々と訴えるのを聞いた栗原さんは、⑧でようやくAさんの苦悩への共感とともに、事態の深刻さを実感した。すなわち栗原さんは、自立したいけれども母親に頼らざるを得ず、母親が心配してくれているのはわかるというジレンマのなかで、困惑し、無力感を抱くAさんに親近感を覚えるとともに、困惑と無力感をAさんと共有している。それでも⑨では、Aさんへの共感が率直に表現されず、母親に困ったと告げることや主治医の力を借りることなどの提案に終始しているのだが、栗原さんがAさんが苦悩せざるを得ない状況を理解し始めたことは、Aさんに伝わったようである。

　この一連の経過は、栗原さんの推測どおり、Aさんを理解し共感を寄せるよりも問題解決を優先していたからに違いないが、問題はなぜ栗原さんにそのような心の動きが生じたかである。そう考えると見えてくるのは、明確に意思を表現できるAさんは自身で描いた将来像を実現できるという栗原さんの希望的観測と、Aさんの実像やAさんをとり巻く厳しい現実との間のずれである。患者の回復や成長にとって、援助者からの期待が重要な誘因となるの

は事実だが，期待の中身と患者の現実との間にずれがあれば事態は順調に進行せず，お互いが相手に対して異和感を覚える。栗原さんが，母親との関係が変わらなければＡさんの描く将来像は実現されないと焦りや歯がゆさを抱く一方で，Ａさんは自分の苦しさを栗原さんはわかってくれないと失望したに違いない。ペプロウ流に言えば，看護師が自分のニーズにとらわれて，患者のニーズを見失っていることがあらわになった瞬間である。

　そういう意味では，Ａさんからの応答④から，母親の圧力のもとで身動きがとれなくなっているＡさんの苦悩を察し，たとえば「そんなふうに思っているんですね」と共感的な応答を返せれば，多少なりとも互いのずれは解消しただろう。もっとも，⑥でずれが明確になったおかげで，Ａさんは⑦で栗原さんに本音をしっかり伝えることができたし，⑧で栗原さんはそれをしっかり受けとめることができた。ところが，時間切れを意識し始めた栗原さんは，⑨でも提案によって決着をつけたいという発想から離れることができなかった。そのためＡさんは返答に困り，栗原さんも言葉に詰まってしまった。時間さえあれば，ここから本音のやりとりに入り，より援助的な人間関係へと切り替えていくことができたと思えるのだが，会話は中断し続きを話す機会は失われてしまったことが，栗原さんに心残りを生じさせることになった。

　もしも，⑨か⑫で，Ａさんの苦悩や苦境への察しが悪かったことを詫びつつ，一方的な提案ではなくＡさんがどのような助けを望んでいるかをたずねることができれば，いずれ続きを話すという共通認識のもとに納得して話を切り

あげることができたかもしれない。

　看護分野にペプロウの援助関係論やロジャーズのクライエント中心療法がもち込まれてから半世紀が経過した。しかし，患者の苦悩に共感したことの伝え返しや，看護師自身の感情の率直な表現が，職種を問わず援助的な人間関係の成立条件であることについて体得している看護師は決して多くない。共感的理解の重要性が頭ではわかっていても，患者が家族や援助職に怒りや嫌悪など攻撃的な感情をあらわにすると，ついたしなめたり，妥協的な解決策を提案したりしたくなる。患者の主張に同調したら収拾がつかなくなると心配する人も多いが，「怒っているんだね」と理解を示すだけでも患者は落ちつくし，「それはひどい目にあいましたね」といったからといって肩入れしすぎて困ったことが起こるわけではない。

　看護師が問題解決や事態の収拾に走って，患者の感情に関心を向け，感情表現を引き出すことをスルーしがちな背景には，他職種よりも患者の生活上の問題解決に手を貸す役割を期待されているという事情がある。とはいえ，患者の味わっている否定的感情への共感的理解が不可欠なのは，感情にはその人のニーズが映り込んでいるからである。つまり，患者への共感は患者ニーズのアセスメント，看護師の内省は看護師ニーズのアセスメントにとって不可欠の出発点である。したがって，患者や看護師の感情に関心を向けることは，問題解決の役には立たないように見えて課題の明確化と解決策の的確化につながるのだが，そのことを看護師は見落としがちである。患者の感情には関心を向けても，看護師の感情には関心を向ける必要性を感

じないという人もいるが，自分の感情がモニタリングできていないと，気づかないままに看護師のニーズ充足を患者のニーズ充足よりも優先する行動に走るリスクを回避しにくくなる。

　栗原さんの体験した看護場面の検討は，患者への共感的理解や，看護師自身の率直な感情表現の大切さを知りながらも，看護場面では現実に流されがちな看護師の姿を浮き彫りにすることによって，内省と行動をどうつなぐかという課題を投げかけるものとなった。さらには，自殺に限らず患者との突然の別れに備えて，悔いのないやりとりを心がけることの大切さを学んだ気がする。

〈引用・参考文献〉
1）嶋守さやか，佐藤明日美，冨田佳代子，吉鶴由紀子，星谷富美子：看護師による死の語り．日本赤十字豊田看護大学紀要，14（1），p.91-100，2019．
2）坂東敬一，八木こずえ：精神科病棟入院患者の自殺に遭遇した精神科看護師に対して精神看護専門看護師が行っているメンタルヘルスケア活動に関する認識．日本CNS看護学会誌，6，p.1-9，2019．

CVPPP
がめざす新しい関係性

Comprehensive Violence Prevention and Protection Programme

◎ 第2回 ◎

ノンバーバルなメッセージから
伝わること

永池昌博 ながいけ まさひろ
独立行政法人国立病院機構肥前精神医療センター（佐賀県神埼郡）
看護師／CVPPPインストラクター

note：**下里誠二** しもさと せいじ
信州大学医学部保健学科（長野県松本市）教授

私は，10数年前にCVPPPが掲げる理念に強い感銘を受け，CVPPPインストラクターを取得してからも「CVPPPを臨床で実践するとはどういうことか」を考える毎日を送っています。

今回は，当事者とのかかわりで感じた，精神科看護師がもつべき姿勢を紹介します。

事実の判断は何によって？

Aさんとの出会いは十数年前のことです。Aさんは，入院してから保護室で隔離中でした。数日間，食事もとれずにスタッフのかかわりにも拒否的な対応でした。ある日，担当だった私は保護室の床に座ってじっくりと話を聞くことにしました。

Aさんは「あなたは私の入院理由を知っているの？」と私に質問しました。「はい。自宅でご両親を突き飛ばして暴力をしたのだと聞いています」と返答すると，急激に怒りをあらわにし，「誰も私の話を信用していない！　医者も看護師も全員親の話だけ信用して！」と怒鳴るように言われ，会話を拒否してしまいました。

数日後，何が悪かったのわからなかったので教えてもらいたいと思い，再び保護室の床に座って話しかけました。

しばらく無言の時間を経て，Aさんはゆっくりと弱々しい声で，「私は人が怖くて1人になりたかっただけなの。それなのに両親は私を連れ出そうと部屋に入ってきて……。だから両親を押し出したの。でも両親は『突然暴れて突き飛ばしたので家では見れない』と医者に話して入院させたの」と話しました。たしかに，入院時にご両親が話していた状況と同じでした。しかし，Aさんがとった行動の理由や力加減の表現には大きな違いがありました。

このとき私は，両親からの情報が事実だと思っていて，Aさんの話を『情報と違うな』と思いながら聞いていた自分に気がつきました。『人としてかかわる』と口にはしていましたが，Aさんの話を自分の価値観で判断し，どこか疑いながら聞いていたのだと思います。

『話を聞かせてほしい』という姿勢

それから私は，Aさんが話すことを『Aさんが思う事実』として話を聞かせてもらうことを

意識しました。時には，私が驚くような話や返答に困る話もされました。そのようなときは，素直に矛盾に感じたことを話して質問をしていきました。そのように対話をすることで，私はAさんへの理解を深めることができました。それは，Aさんにとっても同じことだったようです。私と対話をすることで，私の考えも受け入れてくださいました。

ある日Aさんは，「いままで私は何を言っても『病気だから』と話を聞いてもらえませんでした。話を聞いてもらえないのはとてもつらいです。話を聞いてもらっていても，相手にされていない雰囲気を感じたときはもっとつらかったです。誰からも信じてもらえずに，私自身を否定されている気持ちになります。しかし，あなたは私の話に驚いたり悩んだりしてくれるね。私の話を信用してくれているし，なんだか『一緒に』って感じがします。だからあなたの話には『そうかも……』って少し思えるのです」と話しました。そして，入院時に私との会話を拒んだ理由を，「うまく言えないけど最初は，『話を聞いてやる』って雰囲気が偉そうで『こいつもか……いい加減にしろ！』って思って嫌いでした。でも，少しずつ『話を聞かせてほしい』って雰囲気を感じるようになりました。それからは，話すことが楽しかったです」と教えてくれました。たしかに私は，『話を聞こう』という姿勢から『話を聞かせてほしい』という姿勢を意識し始め，Aさんが人生で乗り越えてきた足跡に目を向けることで，尊敬を抱くようにもなりました。それがノンバーバルなメッセージとして，周囲に傷つけられ，敏感になっているAさんにも伝わったのかもしれません。

相手を認めて信じること

それから私は，Aさんに教えてもらった『当事者と援助者の関係構築には役割・肩書・職種などではなく，相手を認めて信じることが重要』だということを，いまも大切にしています。相手の人格を認める姿勢を示すからこそ，自分の人格も認めてもらえるのだと思います。そして，認めてもらえるからこそ，本音で対話をしてもらえるのではないでしょうか。

Aさんのように，自分の話を信じてもらえなかった経験をもつ当事者の方は少なくないと思います。その対人関係で傷ついた心をもつ当事者には，同じ平面に立つ人として労り，回復への道をともに歩む人が必要です。その回復の過程で，当事者から求められたときには専門的知識と経験を提供することもあるでしょう。

どのような当事者の話でも，必ず納得できる理由や当事者の感情があります。その部分に最大の関心と理解を示してかかわり続けることが，臨床でCVPPPを実践することだと考えます。CVPPPは特別なプログラムではなく，人としてもつべきあたりまえの姿勢なのです。

十数年前の出来事ですが，Aさんの笑みが増えていく姿を思い出すことができて，再び幸せな気持ちになることができました。

note

「話を聞きますよ」という言葉は，永池さんのような姿勢があるかで，まったく別の言葉になります。この気づきへのつながりこそCVPPPであり，「あたりまえ」を感じられると身体介入をあたりまえではなく実践できるでしょう。

学の視点から
精神保健(メンタルヘルス)で地域をひらく

安保寛明 あんぽ ひろあき
山形県立保健医療大学看護学科(山形県山形市) 教授

15
Fifteenth Step　精神保健を社会インフラに (1)

この号が世に出るころには，私がホスト役として準備している日本精神保健看護学会第31回学術集会が，ライブ開催の直前になっているはず。学術集会のテーマは「精神保健の時代をひらく共創造」です。"精神保健の時代"というのは，精神保健への注目が強まっていることと，医療モデルから保健モデルへの転換が起きていることを示しています。その意味をこの号から数回かけて書いていきます。

精神保健モデルへの転換

私は本誌に連載中の増川ねてるさんと10年以上の交流があり，そのねてるさんがきっかけで，2018（平成30）年にイタリアに行く機会をもらいました。2018年は1978年のバザーリア法（法第180号）の制定40年の年で，それに合わせた記念シンポジウムに私が推薦されたのです。その推薦のきっかけがねてるさんでした。イタリアのボローニャ市で行われたシンポジウムで，未来の風せいわ病院（盛岡市）で勤務していたころの取り組みを話しました。

未来の風せいわ病院では，2008（平成20）～2017（平成29）年までの9年間で超長期（5年以上）入院の患者さんの割合が10パーセント以上減少して病床数が60以上減少しました。長期入院の方の多くが病院内の人間関係で終始するために，環境の変化を望まなくなってしまうことに注目しました。そのため，訪問看護やデイケアの充実はもちろんですが，盛岡市で社員寮を経営していたいくつかの団体や経営者と交渉して長期入院していた方々の退院先としてその寮が選択肢に入りました。さらに，先に退院した当事者の方が病院内での座談会に登壇して，退院後の人間関係や安心感をつくる試みを行ったり，当事者の方々と一緒にラジオ番組をもったりイベントを催したりすることで，退院促進というより地域での安心づくりをしてきたこと[1]などを話しました。ほかにも，東日本大震災からのリカバリーの過程として行った「こころの元気サロン」という地域間をまたがった当事者会の交流，小学校で社会的包摂のために家庭科の授業に当事者の方々が登壇している会津若松市（福島県）の福祉事業所を紹介しました。

さらに，5月にイタリアを訪れたことがきっかけで，2018年10月に，イタリアから来日したAngelo Fioritti氏（ボローニャ地域保健連合機構精神保健－依存症局長）による講演と精神障害を有する方々による芸術集団であるArte e Salute（アルテ・エ・サルーテ）による劇中歌の

披露などのパフォーマンスを日本精神保健看護学会の研修（東京ソテリアとの共催）として紹介する機会をもちました。その講演の際にフィオリッティ氏が強調していたことは，バザーリア法による病院精神医療から地域精神医療への転換の先に，精神医療モデルから精神保健モデルへの転換があったという点でした。

イタリアの精神保健の転換

精神保健看護の分野においてイタリアは，1978年に制定された単科精神科病院の撤廃に踏み込んだ法律である法第180号（通称バザーリア法）の存在が有名です。イタリアには精神科単科の精神科病床はなく，総合病院のなかに15床を限度として存在しています。さらに，その15床を限度として存在する病床群の名称はSPDCといいます。このSPDCは，S：サービス，P：精神科，D：診断，C：ケアといい，「治療」ではなく「ケア」と表現されています。ちなみに，フィオリッティ氏が管轄するボローニャ地域は人口がおよそ100万人，SPDCは4か所あるので，100万人に対して60床の精神科病床しかありません。なお，認知症の方や知的障害のある方の居住空間としては使用されません。

イタリアの精神保健をもとに日本や世界の精神保健を考えるとき，ただ「精神科単科の病院がない」という情報だけでは多くのことを見落としてしまいます。SPDCの機能については2018年に本誌に寄稿している[2]ので，そちらも参照していただきたいです。

イタリアでは，日本でいう都道府県や市町村にあたる範囲で精神保健サービスが展開されていて，訪問看護やケースマネジメントは看護師が中心です。入院がとても少ないイタリアでは，どのように精神疾患や精神障害を有する方々が暮らし，ケアを選択し，苦労の経験にも孤独にならずに済むのでしょう。イタリアの地域精神保健の物語は，来月以降に続きます。

精神保健を社会インフラに

精神保健への転換とは，社会的包摂や健康増進への視点の転換のことを意味します。そのためには，精神保健に関する適切な情報や援助がどこに住んでいても得られるようになる必要があります。つまり，水や電気のような社会インフラになっていくことが必要なのです。

日本精神保健看護学会第31回学術集会では，ひきこもり経験のある人と家族の支援のことを市民公開講座で，イタリアの精神保健看護のことを国際連携講演と対談で，福島県相双地域で続いているNPO法人の取り組みを大会企画で，それぞれ参加できる機会を設けています。この3種の企画に共通することを学術集会で感じていただきたいと思います。オンラインでの開催ですが，学術集会でお会いしましょう。

〈引用・参考文献〉
1）安保寛明：多職種・当事者参加チームで地域精神保健の変革に取り組む．日本精神保健看護学会誌．24（2），p.50-58，2015.
2）安保寛明：イタリアで精神保健看護を見学した記録（前編）．精神科看護，45（9），p.59-63，2018.
3）安保寛明：イタリアで精神保健看護を見学した記録（後編）．精神科看護，45（10），p.66-69，2018.

16 Next Step
精神保健を社会インフラに（2）

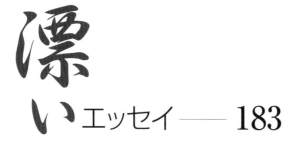

坂田三允の

漂い エッセイ── 183

記憶の不思議（第2弾）

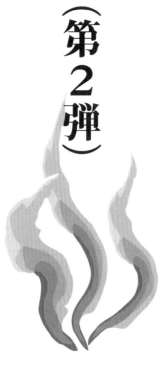

　一雨ごとに庭の草が見事に成長して，今日こそ草取りをしなければと思う日に雨が降り，いつの間にか土が見えなくなってしまった。今年は暖かい日が続いたせいか，本当に草草の成長が早い。何年か前にはGWのときに2日ほどかけて草取りをしたのにと思う。昨年春から変形性膝関節症で，「草取りなんかしちゃだめよ」とお医者様から言われているのだけれど，そうも言っていられない。膝をいたわりながら，腰だけ曲げて少しずつ目立つところだけ片づけていたのだけれど，まったく追いつかない。

　3年前にピロリ菌を退治（？）してから逆流性食道炎に悩まされている私は，膝の問題も含めて，休みの日にはお医者様にも行かねばならず結構忙しい。後期高齢者に突入してみると高齢者の有病率の高さを実感する。なにしろ，クリニックにいるのは私も含めてジジ・ババばかりなのだ。

　というわけで，この執筆をしている今日，GW突入前の1日に私は2軒のクリニックを受診した。1軒目の膝に関する診察は無事に終わった。とにかく「歩きなさい」と言われて，「少し多めに歩いた日には眠りについてしばらくすると足がつるのです」と言ったら，「多いんだよ，そういう人」と言われて少し安心し，そのための薬も処方してもらって，2軒目に向かった。予約の時間より早く着いたので，待たされるだろうなと思っていたのだが，それほど待たずに呼ばれた。そこまでは覚えている。ところが，そこから次の記憶までが埋まらない。薬局の前でメールが届いていることに気づき，それに返信をした。娘に電話をして迎えに来てもらった。そこで，その前の記憶がまったくないことに気づいた。たしかに診察室には入った。だけど，そこで，何を話したのだろう。処方せんはもらったのだ。だからここに来ている。領収書もあるのだから，診察代も支払ったらしい。しかし，そのときにいったい何を話したのだろう。おそらく10分か15分程度のことなのに，何も思い出せない。私は本当に診察を受けたのだろうか？　ついに認知症？　いや，こういう発症の仕方はないだろうな。不安というよりは，なんだろう。何が起こったのだろう。名前を呼ばれて，診察室に入った。

坂田三允
さかた みよし
多摩あおば病院看護部顧問（東京都東村山市）

Miyoshi SAKATA
TADAYOI ESSAY

そこまではたしかだ。だけど……先生はどんな顔をしていた？　何が起こった？　脳梗塞？　どこかがつまった？　いやいや，身体的には何も変わらない。しびれもないし，麻痺もない。たくさんのクエスチョンマークで頭はいっぱいになる。

娘が来て，その話をする。「もう1回戻って診察してもらう？」「いや，もう少し思い出してみる」。そう答えたものの，何も思い出せない。家に帰って，娘が「とりあえず，診察のとき何を話したか先生に電話して聞いてみよう。それがわかったら何か思い出すことがあるかもしれないから」という。お手数おかけするのは申し訳ないと思いつつ，たしかに手がかりが得られるかもしれないとも考えて聞いてもらった。「『最近太った』とカルテには記載してあるってよ」と娘が言う。そんなこと言ったのだろうか。だって，膝が悪くなってから，一応ダイエットに励み，4kgは減らしたのだ。それ以降減らないのは事実だけれど，太ったわけではないのだから。やっぱりおかしい。変なこと言ったのだろうか。ちょっと心配になる。「そういうこ

とってときどきありますよ」と看護師さんはおっしゃったそうだけれど，こういう経験はない。

たしかに，日記を書こうとして今日は何をしたんだっけというときはあるし，この話は誰にしたんだっけ，と思うときもある。いわゆる度忘れなどしょっちゅうだ。しかし，今回のようにある一定の時間のことがすっぽりと抜けてしまうという体験ははじめてである。海馬をとおらなかったということ？　それとも，その経験を定着に向けて送るための神経に何か変化があったということ？　そのとき血液がうまく流れなかったということ？　不思議だ。「心配だったら，検査しますから来ます？　MRIでは認知症はわかりませんけど」と看護師さんが言ってくださったそうで，午後の診察に再度うかがうことにした。娘には「だからあのときすぐに戻れば手間がかからなかったのに」とぶつぶつ言われたけれど，まさかこんなにすっぽり思い出せないなど考えてもみなかったのだから仕方ない。

先生は「僕の顔忘れたって？」「いえ，お顔は忘れてません。今日のことが思い出せないだけで」と

いうことで，一応MRIを撮ることになった。MRIでは「へ～」と思ったことがあった。以前は身体中の金属をはずしたけれど，今回は頭部だけだからだろうか，あまり厳しくなく，義歯とメガネを外しただけで済んだ。技師さん曰く「このごろはあまり厳しくないんですよ」だそうだ。MRIの「カンカン」と頭に響く音が嫌だという人は多いけれど，私はあの音が好きでうつらうつらしている間に終了。

結果，「前回のMRIの結果とほとんど変わりがないよ。梗塞もないねぇ。血管も立派。どこも細くもなっていないし」。結局，一過性の全健忘かと帰宅してから調べてみたところ，メカニズムははっきりわかってはいないということがわかった。お酒を大量に飲んだ後のブラックアウトと同じことか。でもなぁ，お酒を大量に飲んでもこんなことはなかったし，なんのきっかけがなくてもこんなことが起こるんだ。う～ん。よろこぶべきか，悲しむべきか。メカニズムがわかっていないんだから，予防のしようもないしね。この原稿のテーマが見つかってよかったわと思うことにした。

精神科認定看護師 実践レポート

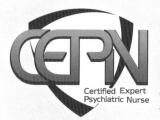

Certified Expert Psychiatric Nurse

長崎県精神医療センター
（長崎県大村市）
精神科認定看護師
後藤悌嘉
ごとう ともひろ

15

精神科認定看護師の領域別活動
うつ病看護研究会のこれまでの取り組みについて

うつ病看護研究会の発足の経緯

うつ病看護研究会（以下，うつ研）は，2007（平成19）年の精神科認定看護師の領域変更を機に，うつ病看護領域の看護の質の向上および精神科認定看護師としての取り組みを継続するための情報交換，実践活動，研究活動を行うことを目的に，精神科認定看護師の会で2008（平成20）年に組織されました。2015（平成27）年の領域統合後も活動を継続し，今年度で14年目を迎えます。

私は2009（平成21）年に精神科認定看護師の資格を取得しました。その年に参加した学術集会で設置されていた精神科認定看護師主催の相談ブースでうつ研の存在を知り，2010（平成22）年に当時のうつ病看護領域へと領域を変更したのを機にうつ研に入会しました。当時は精神科認定看護師になったばかりで，近くに役割モデルとなる存在もおらず，活動していくにも右も左もわからない状態でしたので藁にもすがる思いでした。

うつ研の活動内容

主な活動は，メーリングリストによる情報交換や，学術集会でのセミナー開催と勉強会の開催，メンバー間での共同研究です。

セミナーでは看護師の抑うつ，自殺予防，うつ病の薬物療法やリワーク，アディクションとの関係性など，メンバーの強みを活かしながら実施してきました（表1）。勉強会は多くのメンバーが参加する日本うつ病学会に合わせ，全国で開催してきました。実践報告だけでなく，自殺対策や薬物療法に関する最新の知見，認知行動療法，患者理解の手法など，メンバーがそのときに関心のある内容で企画し，開催しました（表2）。研修の学びはもちろん，研修を企画する過程での講師との連絡や調整からも多くの学びを得る機会となっています。また，研究活動として日本精神科看護協会（以下，日精看）の看護研究助成費を受けての共同研究に取り組み，2019（令和元）年に発表しました。昨年は新型コロナウイルスの影響から，集合して活動することができませんでした。しかし，昨年末から今年にかけて日精看がこころの健康相談事業に取

表1　うつ病看護研究会が学会において実施した
セミナー例（過去3年間）

開催学会	内容
第43回日本精神科看護学術集会	うつ病患者に対する認定看護師の面接場面を覗いてみませんか？　こんな時どうする？　うつ病患者さんの対応に困っていませんか？
第25回日本精神科看護専門学術集会	うつ病看護における薬物療法支援薬物療法の中身を知り看護に活かそう！
第44回日本精神科看護学術集会	うつ病の症状・ストレスへのコーピングにひそむ嗜癖問題
第26回日本精神科看護専門学術集会	うつ病看護〜自殺時の看護　きほんのき〜

表2　うつ病看護研究会が開催した勉強会例（過去3年間）

回	日時	テーマ	場所
第13回	2018年7月26日	患者の生涯（障害）を理解し，かかわり方を学ぶ	東京都港区
第14回	2019年6月20日	臨床倫理研修会	長崎県長崎市

り組んでいることを知り，メンバー間でメーリングリストを活用しながら「死にたい気持ちに傾いた方への電話相談ガイド」を作成しました。活動が制限されるなか，「いま，自分たちにできること」を模索し，活動を継続しています。

うつ研で得た知識をもとに

　うつ研での活動が臨床にどう還元できているか，うつ病の患者さんとのかかわりを例にあげてみたいと思います。

　うつ病の治療では，薬物療法などと同時に休養も必要とされてること[1]は多くの方がご存じだと思います。しかし文献などを調べても，患者さんがどのような状態であれば効果的に休養がとれているのかはあいまいでした。うつ研で実施したうつ病患者の休養についての調査[2]では，うつ病の患者さんが効果的に休養を取るためには，仕事を休むなど自身の役割と距離をおいてストレスを避けたり，生活リズムを整える

だけでなく，他者との関係性を再構築し，新たな価値観を獲得することが必要であることが明らかになりました。急性期のうつ病の患者さんは，不安や焦燥が生じているにもかかわらず，抑うつ症状に伴って認知の傾向が悲観的であることから，将来の見とおしを立てることができず，いわゆる「目の前が真っ暗」な状態に陥っていると予測されます。そうした場合，看護師が治療の見とおしについて説明を行うことで，患者さんが新たな価値観を獲得することにつながり，効果的に休養をとるための重要な働きかけになると考えて実践しました。

　治療を行う過程では，薬物療法が開始されてもすぐには症状が軽減しないケースが多く，投薬による治療効果よりも先に副作用が生じるケースのほうが多くあります。苦しい思いをしてやっと医療とつながったのに，治療でさらに苦しい思いを経験するという結果になれば，患者さんは絶望感に襲われてしまう予測は容易です。この場合，「抗うつ薬は効果が実感できるまで2週間ほどかかるケースが多い。しかし，効果を感じる前に副作用が生じる可能性があるので，そのときは相談してほしい」「体の痛みは抑うつ症状に伴い増強しているケースがみられるので，抑うつ症状が改善すると痛みも軽減してくる可能性がある」のように，今後予想されることを

予め伝えます。これは患者さん本人だけでなく，家族をはじめとした支援者にも効果的です。患者さんやその家族に今後起こり得る状況をアセスメントし，事前に説明を行うことで治療に対するレジリエンスを高める介入は，うつ研での調査をきっかけに特に意識するようになりました。このようにうつ研での活動をとおして直接的にケアの方法が変化しました。

組織に所属するメリット

職能団体やうつ研のような組織に属するメリットについて，「自己研鑽につながるのか？」「役割開発につながるのか？」など，自身のスキルやキャリアの向上に直結するかを判断して所属を検討される方もいると思います。実際に私もそうでした。ただ，うつ研で活動を続けてきて言えるメリットは，何よりも仲間とのつながりができるということです。顔が見える関係があるからこそ，「みんながんばっているから自分もがんばろう」，何かやりたいことがあるときには「声をかけて協力を得よう」という思いを抱くことができます。1人ではできないことも仲間がいればやってみようと思えます。また，つながることで思わぬ役割を与えられることもあり，それがまた成長につながりました。精神科認定看護師を取得し，自身の活動を模索している方，単独での活動に限界を感じている方がいらっしゃれば，ぜひ仲間とつながる機会をもつことをお勧めします。

そして，電話相談ガイドを作成する過程では，情報交換によって知識の幅を広げる機会となりました。今後も同様のチャレンジの積み重ねがキャリア開発につながるだろうと考えています。今回の執筆もうつ研に所属していたからこそ与えられた機会です。私のこれまでのキャリア開発は，ある意味うつ研の仲間との活動でなされてきたものだと考えます。

今後は，これまでのように顔の見える関係を大切にしながら活動を継続する一方で，活動によって得られた知見をより多くの方々にフィードバックする機会もつくっていきたいと思います。精神科認定看護師には，「実践」という役割があります。うつ研のような外部での活動を個人のキャリア開発だけにとどめず，自身が所属する組織のなかでどのように還元するかも重要な課題であります。活動を通じ，スペシャリスト集団として，精神科看護の質のさらなる向上に貢献していきたいと考えています。

〈引用・参考文献〉
1）日本うつ病学会：日本うつ病学会治療ガイドライン　Ⅱ.うつ病（DSM-5）／大うつ病性障害2016. https://www.secretariat.ne.jp/jsmd/iinkai/katsudou/data/20190724-02.pdf（2021年4月23日最終閲覧）
2）後藤悌嘉，小瀬古伸幸他：うつ病看護における「休養」の概念分析―ロジャーズの概念分析法を用いて．日本精神科看護学術集会誌，62（1），p.20-30, 2019.
3）日本うつ病学会：日本うつ病学会　うつ病看護ガイドライン. https://www.secretariat.ne.jp/jsmd/iinkai/katsudou/data/guideline_kango.pdf（2021年4月23日最終閲覧）
4）一般社団法人日本精神科看護協会：教育事業. http://www.jpna.jp/education/index.html（2021年4月23日最終閲覧）

情報コーナー

精神科認定看護師によるメンタルヘルス支援

　いまだ予断を許さない新型コロナウイルス感染症。本稿では，クラスターの発生した病院に訪問し，メンタルヘルス支援活動を行うなかでとらえた，当事者となってしまったスタッフの精神的な変化やその対応策について振り返っていただいた。

新型コロナウイルス感染症クラスターにおける
メンタルヘルス支援活動

　私が住んでいる鹿児島県では複数の医療現場で新型コロナウイルス感染症のクラスターが発生した。私は県の依頼を受け，2施設の医療現場にメンタルヘルス支援活動として訪問を行った。どちらもクラスター発生後7〜8日目の訪問で，訪問中も新型コロナウイルス感染症の陽性者がさらに発生している状況であった。メンタルヘルス支援活動は1施設を3日間という期間で実施したが，医療現場は外来も閉じられ，誰もいない待合室は閑散としており，スタッフエリアでは県のクラスター班など多くの外部の関係者が入り交じり，普段とは違う重苦しい雰囲気が緊張感をもたらしていた。

　メンタルヘルス支援活動は，現在の思いを言葉にして語ってもらうことでストレスの軽減をはかると同時に，自分自身に起こっている変化に気づいてもらうことを目的としてケアにあたる医療スタッフを中心に面接を行った。同意を得た人には簡易抑うつ症状尺度によりストレスの程度を評価した。結果，多くの人が軽度や重度の抑うつと評価された。

　「自分自身が感染しているのではないか」「家族に感染させているのではないか」「家族が職場の人に感染させていないだろうか」などの不安から身体面，行動面，感情面のすべてに変化がみられていた。睡眠障害，食欲低下，体重減少（2〜4キロ），易疲労感，興味関心の喪失，思考の抑制，自責感といった症状が出現していた。身体疾患を患っている職員や普段から高ストレスの職員の不安の程度は特に強く表れていたが，過緊張の状況にあるためか自分自身の変化に気づいている人は少なく，面接によってはじめて気づく状況であった。面接終了後は看護管理者，県や市の保健師と情報共有し，継続した支援をお願いしてから活動を終了した。

　今回，支援活動を行って感じたことは，ストレスフルな状況が発生すると急激なメンタルヘルス不調を起こす可能性は非常に高く，あらためてストレスマネジメントの大切さを実感した。今後もメンタルヘルス支援の依頼があれば，精神科認定看護師として，同じ医療職の仲間として，未知のウイルス感染症に立ち向かっているスタッフに対して少しでも支援をしていきたいと思う。

公益財団法人慈愛会谷山病院（鹿児島県鹿児島市）　加藤和広　かとう　かずひろ

月刊 精神科看護
THE JAPANESE JOURNAL OF PSYCHIATRIC NURSING

NEXT ISSUE
次号予告

2021年6月19日発売

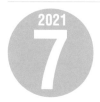

2021 7

特集

ヤングケアラー
―精神疾患をもつ親とその子ども，すべてを包み込む支援

ヤングケアラーとは？　その問題とは？

当事者の声―ヤングケアラーは精神科看護師に何を期待するのか

訪問看護におけるヤングケアラー支援

ファミリーワーク（メリデン版訪問看護）による支援の可能性

EDITING POST SCRIPT

◆そのものに潜む意図を読み解く作業はなかなか難しいことですよね。裏を読もうとして何もわからなくなってしまい，結局考えるのをやめた，という事態に陥ることがよくあります。最近『暗黙知の次元』（紀伊國屋書店，1980）を読み進めているのですが，内容としては人の行いには非言語的・包括的な知が働いているということを基本にして述べています。今回の特集は「処方を読み解く」をテーマに，ご執筆者の方々には処方の意味，読み解くコツなどをできる限り言語化していただいています。しかし，非言語的な部分で知覚していることも多くあるのが感じられ，編集者としてその言語化をいかに可能とするか，一生の課題になりそうです。　　　　　　　　　　　　　　　　　（C）

◆その分野について好きでたまらないぜという人から話を聞く，というのがわりに効率のよい勉強法なんじゃないかと思っています。けっこうな圧で話してくるその熱気にあてられて，こっちもぼわーっとしてくる。はっと気がついたらある程度の知識がついている。何が言いたいかというと，薬物療法なんかでも「この人，怒涛のように話すじゃん」という人をどこかからつかまえてきて話をしてもらうと，わーっと圧倒される間に自然と知識がついてくるという話です。あと不思議なもので，知識だけじゃなくて，その語り方も，教えてくれたその人からうつるんですよね。メミーシス。まさに。そんな野生な方法でこれからも精神科看護について学んでいきたい。　　　　　（S）

STAFF

◆月刊『精神科看護』編集委員会 編
　金子亜矢子（一般社団法人日本精神科看護協会）
　小宮浩美（千葉県立保健医療大学健康科学部）
　佐藤恵美子（一般財団法人聖マリアンナ会東横惠愛病院）
　早川幸男（一般社団法人日本精神科看護協会）
　中村博文（茨城県立医療大学保健医療学部）
◆月刊『精神科看護』サポートメンバー
　小原貴司（医療法人昨雲会喜多方飯塚病院）
　澤越鈴菜（医療法人明心会柴田病院）
　澤田恭平（医療法人明心会柴田病院）
　鈴木 遥（医療法人昨雲会飯塚病院）
　馬場大志（医療法人昨雲会喜多方飯塚病院）
　濱田真理子（医療法人勢成会井口野間病院）
　三並淳一（医療法人社団翠会成増厚生病院）
　宮﨑 初（第一薬科大学看護学部）
　森 優（医療法人勢成会井口野間病院）
　吉山直貴（医療法人誠心会あさひの丘病院）
　米山美穂（長野県立こころの医療センター駒ヶ根）
◆協力　一般社団法人日本精神科看護協会
◆EDITOR　霜田 薫／千葉頌子
◆DESIGNER　田中律子／浅井 健
◆ILLUSTRATOR　BIKKE
◆発行所
　（株）精神看護出版
　〒140-0001 東京都品川区北品川1-13-10
　　　　　　　ストークビル北品川5F
　TEL.03-5715-3545／FAX.03-5715-3546
　https://www.seishinkango.co.jp
　E-mail　info@seishinkango.co.jp
◆印刷　山浦印刷株式会社

2021年6月号　vol.48 No.6　通巻346号
2021年5月20日発行
定価1,100円（本体価格1,000円＋税10%）
ISBN978-4-86294-250-0

精神科看護

定期購読のご案内　月刊「精神科看護」は定期購読をおすすめします。送料，手数料は無料でご指定のご住所へお送りいたします。バックナンバーからのお申し込みも可能です。購読料，各号の内容，申し込み方法などは小社webサイト（https://www.seishinkango.co.jp/）をご確認ください。

カンフォータブル・ケア で変わる認知症看護

著 南 敦司
医療法人北仁会旭山病院

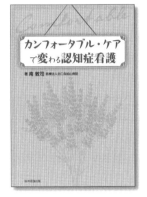

日本の認知症看護の臨床が生んだケアメソッド
カンフォータブル・ケア

認知症ケアで 燃え尽きて しまう前に

レッツ カンフォータブル・ケア ☺

A5判 180頁 2色刷り
2018年9月刊行
定価2,000円
(本体価格2,000円+税10%)
ISBN978-4-86294-061-2

カンフォータブル・ケアは,「快の刺激」に着目したケア技術です。カンフォータブルとは英語で,「心地よいこと,快刺激」と訳されます。すなわちカンフォータブル・ケアとは認知症者が心地よいと感じる刺激を提供することで認知症周辺症状を軽減するためのケア技術です。本書は,このカンフォータブル・ケアを中心に,認知症者へのケアを最適なものにするためにケアする者が身につけておくべき「(広義・狭義の)アクティビティ・ケア」「身体拘束最小化」を解説します。認知症ケアで燃え尽きてしまう前に,レッツ・カンフォータブル・ケア。

主な
目次

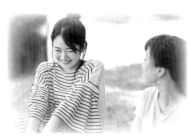

「精神科看護」定期購読申し込み用払込取扱票

平素はご愛読いただき、誠にありがとうございます。本票にて定期購読のお申し込みを承ります。書店にて定期購読をお申し込みされる場合は、この払込取扱票は使用しないようにお願いいたします。なお、下記の定期購読料には送料、消費税が含まれております。

◆2021年12月31日まで、下記の購読料となります。

【お問い合わせ】精神看護出版 営業企画部　TEL：03-5715-3545　e-MAIL：info@seishinkango.co.jp

払込取扱票

02	口座番号							加入者名		
東京	0	0	1	5	0	6		株式会社 精神看護出版		

通信欄

※「精神科看護」定期購読申し込み（12ヵ月分・税込）

年＿＿月号　通巻＿＿号より

□増刊号あり 15,400円
□増刊号なし 13,200円
©2021年増刊号
タイトル：「精神科訪問看護 Part2（仮）」

申込みます。

（注）□内に✓をつけてください。
（注）この払込取扱票は、定期購読専用です。

□自宅 □勤務先　ご住所　〒　－

TEL

ご施設名

お名前

※2021年12月31日まで有効

払込人住所氏名

金額

料金

特殊取扱

受付局日附印

※記入いただいたお客様の個人情報は、ご注文商品の送付や小社のサービス提供、改善の目的以外に使用することはございません。

裏面の注意事項をお読み下さい。（郵政事業庁）（私製承認東京第39998号）
これより下部には何も記入しないでください。

払込金受領証

口座番号	0	0	1	5	0	6	通常払込料金加入者負担
加入者名				株式会社 精神看護出版			
金額				1	6	2	9	0	8	

払込人住所氏名

料金

特殊取扱

受付局日附印

記載事項を訂正した場合は、その箇所に印を押して郵便局にお出しください。

切り取らないでください。

この受領証は、郵便局で機械処理をした場合は郵便振替の払込みの証拠となるものですから大切に保存してください。

（ご注意）
この払込書は、機械で処理しますので、本票を汚したり、折り曲げたりしないでください。

・この払込書をお預けになるときは、引替えに頂り証を必ずお受け取りください。

・ご不明な点がございましたらフリーダイヤル（0120−108420）へお問い合わせください。

（郵政事業庁）

この払込取扱票の裏面には、何も記載しないでください。